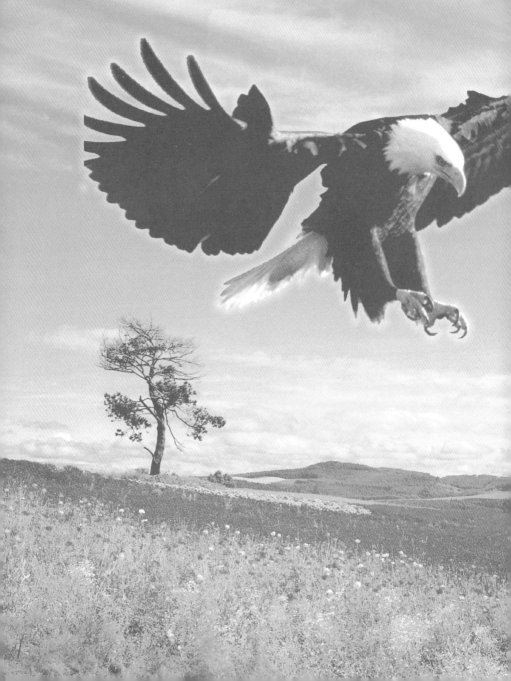

大展好書　好書大展
品嘗好書　冠群可期

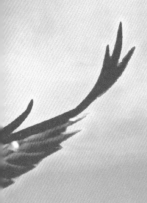

大展好書　好書大展
品嘗好書　冠群可期

傳統民俗療法 7

神奇耳穴療法

安在峰・編著

品冠文化出版社

□神奇耳穴療法　序文

叢書總序

中國傳統醫學是千百年來歷代名醫智慧的結晶，是祛病健身、延年益壽取之不盡的大寶庫。對一些常見病，中國醫學積累了許多簡易有效的傳統療法。

本套「傳統民俗療法」叢書挖掘、整理、精編了散在於民間及各種醫書中的傳統療法，並用簡明的文字、清晰的圖解介紹給讀者，以便大家選用。

叢書包括《神奇刀療法》《神奇拍打療法》《神奇拔罐療法》《神奇艾灸療法》《神奇貼敷療法》《神奇薰洗療法》《神奇耳穴療法》《神奇指針療法》《神奇藥酒療法》《神奇藥茶療法》……等。

希望叢書能給您和您的親人解除病痛，給您的家庭帶來幸福。

□神奇耳穴療法　前言

【 前 言 】

耳穴療法是透過對耳穴進行機械性刺激，起到治療疾病作用的一種方法。耳穴療法在我國有著悠久的歷史，積累了豐富的臨床經驗，是中華民族長期與疾病作抗爭的經驗結晶，是中國傳統醫學中的一顆璀璨明珠。

耳穴療法操作簡便，適應性廣，療效顯著，經濟安全，深受廣大群眾的歡迎。

爲了進一步推廣和普及耳穴療法，筆者根據多年的研究成果和實踐經驗，在參考大量文獻的基礎上，以簡明、通俗、實用爲原則，用圖文並茂的方式較全面地介紹了耳穴療法。在概述中，對耳穴療法的基本知識做了詳細介紹。

在耳穴治療方法裡，介紹了毫針法和貼壓法。在耳穴的臨床應用裡，對各科疾病的 51 種常見病，從概述、診斷要點、耳穴療法三個方面進行了詳細介紹。在耳穴療法裡介紹了貼壓療法、耳針療法，並附有耳穴處方圖解，讀之即懂，懂之即會，會之能用，用之見效，是一本較爲理想的自學耳穴

療法教科書。

　　本書也可作爲醫務工作者和耳穴療法愛好者的參考書，是現代家庭應備的實用書籍。

　　由於作者水平有限，加之成書時間倉促，書中錯誤在所難免，敬希讀者批評指正。

　　　　　　　　　　　　　　　　編著者

目　錄

○傳統民俗療法⑦

□神奇耳穴療法 目錄

○傳統民俗療法⑦

12

□神奇耳穴療法　上篇

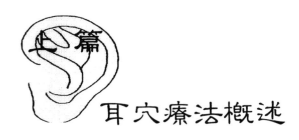

上篇 耳穴療法概述

第一節　耳穴療法的起源及發展

　　耳穴療法是用壓籽貼壓、針刺等方法刺激耳穴，以防治疾病的一種方法，是寶貴的中醫學遺產中的組成部分。

　　透過對耳廓的刺激來防治疾病，在我國古代文獻中多有記載。早在兩千一百多年前的《陰陽十一脈灸經》中，就有與上肢、眼、頰、咽喉相聯繫的「耳脈」。至《內經》時期，不僅對耳與經脈、臟腑的關係有了詳細的論述，而且還有了耳穴、望耳診病的記載。如《內經》中記載了「聽宮」、「耳中」、「多所聞」、「窗籠」等耳穴名稱。

　　《靈樞》指出：「耳輪焦枯，如受尖垢者，病在骨。」又指出：「耳間青脈起者，掣痛。」還指出：

「手少陽之上，血氣盛則眉美以長，耳色美；血氣皆少則耳焦惡色。」

至唐代已注意了耳的重要性，並出現了耳針療法。孫思邈在《千金方》中指出：「神者，心之臟，舌者，心之宮，故心氣通於舌，舌和則能審五味矣。心在竅為耳。……心氣通於舌，非竅也，其通於竅者，寄見於耳，榮華於耳。」

《備急千金要方》載：「耳中穴，耳中孔上橫梁是，針灸之，治馬黃黃疸，寒暑疫毒。」

至明代對耳的認識更加深入，耳穴的臨床經驗得到積累和豐富。

《證治準繩》中說：「心在竅為舌，以舌非孔竅，故竅寄於耳，則腎為耳竅之主，心為耳竅之客。」龔雲林認為：「青色橫目及入耳，此證應知死，耳內生瘡黑斑出，醫人體用術。」

《證治準繩》中還指出：「凡耳輪紅潤者生，或黃或黑或青而枯燥者死，薄而白、薄而黑者皆為腎敗。」楊繼洲在《針灸大成》中指出：「耳尖穴，在耳尖上，卷耳取，尖上是穴，治眼生翳膜。」「針耳門治齲齒，唇吻強。」

至清代，耳診已成為中醫診斷體系中的重要組成部分。汪宏著《望診遵經》一書，專闢有「望耳診法提綱」一節。張振鋆著《厘正按摩要術》一書，最早提出

了耳背分屬五臟的理論，並記載了用以治療肺經受寒的「雙鳳展翅」法，即以兩手食中二指，捻兩耳尖，向上三提畢，次掐承漿、兩頰及聽會等穴。

中華人民共和國成立以後，耳穴療法得到重視並迅速發展起來，耳穴療法研究在廣泛實踐的基礎上向前邁進了一大步。

1956 年山東省萊西縣發表了用耳針治療急性扁桃體炎的文章，反映了耳針當時的使用情況。

1958 年底，葉肖麟在《上海中醫藥雜誌》上譯文介紹了法國醫學博士諾基爾提出的形如胚胎倒影的耳穴圖，對中國醫務工作者啟發很大，對中國耳針的發展起了極大的推動作用。

廣大醫務人員積極參考國外有關資料，進一步挖掘古代經驗，更加廣泛地推展臨床耳針實踐和實驗研究，耳穴療法研究進入了一個嶄新的階段。

60～70 年代，耳針療法在中國得到了廣泛的普及，同時對耳穴的認識也不斷深化。1970 年，廣州部隊後勤部繪製的「針灸穴位掛圖」中，載耳穴 107 個。此後數量不斷增加，僅 1979 年郝金凱編的《針灸經外奇穴圖譜》中就收錄耳穴 199 個。

80 年代至今，耳穴理論研究更加深入，耳穴研究隊伍不斷壯大，「耳穴標準化方案」問世。世界衛生組織亞太區辦事處 1982 年 12 月委託中國擬訂「耳穴國際

標準化方案」（草案）。

　　1982～1987 年的 5 年間，中國耳穴工作者曾 4 次召開專題會議，確定「方案」選穴原則，制定並反覆修訂「方案草案」，編繪耳穴圖譜。經由廣徵意見，使方案趨於成熟，於 1987 年 6 月在韓國漢城舉行的「國際穴名標準化」工作會議上，基本通過，為耳穴醫療領域的發展奠定了堅實的基礎，也標誌著目前中國耳針研究居世界領先地位。

第二節　耳廓的表面部位名稱

一、耳廓前面各部位名稱（圖 1-1）

1. 耳輪：耳廓最外緣的卷曲部分。

2. 耳輪腳：深入至耳腔內的橫行突起部分。

3. 耳輪結節：耳輪後上方，內緣的一個結節狀突起。

4. 耳輪尾：耳輪後下方與耳垂相接的無軟骨部分。

5. 對耳輪：在耳輪的內側，與耳輪相對的隆起部。

6. 對耳輪上腳：對耳輪上端向上的分支。

7. 對耳輪下腳：對耳輪上端分叉向下的分支。

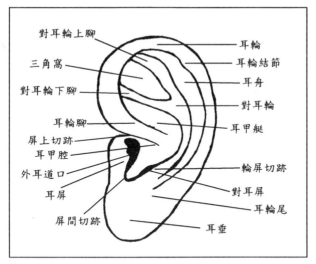

圖 1-1　耳廓前面各部位名稱

8.　三角窩：對耳輪上腳和下腳之間的三角形凹窩。

9.　耳舟：耳輪與對耳輪之間的凹溝。

10. 耳屏：耳廓前面瓣狀突起，猶如外耳道之屏障，也叫耳珠。

11.　屏上切跡：耳屏上緣與耳輪腳之間的凹陷。

12.　對耳屏：對耳輪下方與耳屏相對的隆起部。

13.　輪屏切跡：對耳屏與對耳輪之間的凹陷。

14.　屏間切跡：耳屏與對耳屏之間的凹陷。

15.　耳垂：耳廓最下部，無軟骨的皮垂。

16.　耳甲艇：耳輪腳以上的耳腔部分。

17.　耳甲腔：耳輪腳以下耳輪腳與耳屏、對耳屏及

部分對耳輪所圍成的凹陷性耳腔部分。

18. 外耳道口：外耳道在耳廓表面的通道口，即在耳甲腔內的孔竅。

二、耳廓背面各部位名稱（圖1-2）

1. 耳舟後隆起：耳舟背面的隆起部分。
2. 耳甲艇後隆起：耳甲艇背面的隆起部分。
3. 耳甲腔後隆起：耳甲腔背面的隆起部分。
4. 三角窩後隆起：三角窩背面的隆起部分。
5. 珠形隆起：耳輪腳後溝上下支之間的隆起部分。

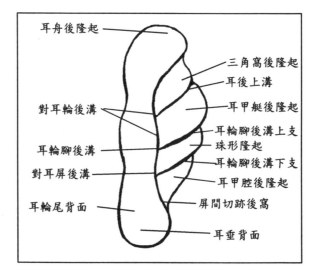

耳舟後隆起

三角窩後隆起
耳後上溝
耳甲艇後隆起
耳輪腳後溝上支
珠形隆起
耳輪腳後溝下支
耳甲腔後隆起
屏間切跡後窩
耳垂背面

對耳輪後溝
耳輪腳後溝
對耳屏後溝
耳輪尾背面

圖1-2　耳廓背面各部位名稱

6. 耳垂背面：耳垂的背面部分。

7. 耳輪尾背面：耳舟後隆突與耳垂背面之間隆起部分。

8. 對耳輪後溝：與對耳輪相對應的背面凹溝。

9. 耳後上溝：耳輪下腳背面，耳甲艇後隆起，三角窩後隆起之間的凹溝。

10. 耳輪腳後溝：耳甲艇與耳甲艇後隆起之間凹溝。

11. 對耳屏後溝：對耳輪後溝與屏間切跡後窩之間的凹溝。

12. 耳輪腳後溝上支：耳輪腳後溝分叉的上凹溝。

13. 耳輪腳後溝下支：耳輪腳後溝分叉的下凹溝。

14. 屏間切跡後窩：耳垂背面之上方與屏間切跡後窩之間的凹溝。

第三節　耳與全身的相應部位

耳廓好像一個在子宮內倒置的胎兒，頭部朝下，臀及下肢朝上，胸腹軀幹在中間，其相對應規律如下（圖1-3）：

1. 耳垂相當於面部，包括上、下頜，上、下顎，眼等。

2. 對耳屏相當於頭部，包括皮質下、枕、額、平

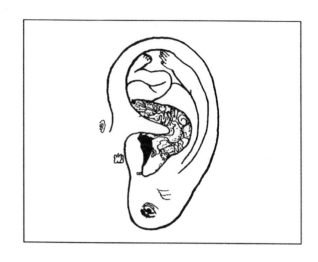

圖1-3　耳區分布示意圖

喘等區。

　　3.　耳輪腳相當於膈肌。

　　4.　對耳輪相當於脊椎，內側面包括頸椎、胸椎、腰椎，突面包括頸、胸、腹等區。

　　5.　對耳輪上腳相當於下肢，包括趾、跟、踝、膝等區。

　　6.　對耳輪下腳相當於臀部，包括坐骨神經、臀及交感等區。

　　7.　三角窩相當於生殖器官，包括子宮及神門等區。

　　8.　耳舟相當於上肢，包括鎖骨、肩、肘、腕、指等區。

9. 耳屏相當於內鼻部、咽喉部、腎上腺等區。

10. 屏上切跡相當於耳部。

11. 屏間切跡相當於內分泌、卵巢等區。

12. 耳甲窩相當於腹部，包括膀胱、腎、胰、膽、肝、脾等區。

13. 耳甲腔相當於胸部，包括心、肺等三焦區。

14. 耳輪腳周圍相當於消化管，包括口、食道、賁門、胃、十二指腸、小腸、闌尾、大腸等區。

15. 耳殼背面相當於背部，包括上背、下背、降壓溝等區。

第四節　耳廓的結構

耳廓內由形狀複雜的彈性軟骨作為支架，附以韌帶、脂肪、結締組織及退化的肌肉等結構，外面是皮膚，耳廓皮下分布著豐富的神經、血管、淋巴管及經絡。

一、耳廓的神經分布（圖1-4、5）

耳廓上的神經很豐富，既有與脊髓頸2、3、4節段相聯的軀體神經，又有與腦幹相聯的腦神經，還有來自頸交感神經節沿血管分布的交感神經等。

這些神經有的相互重疊或吻合，有的交織成網，形

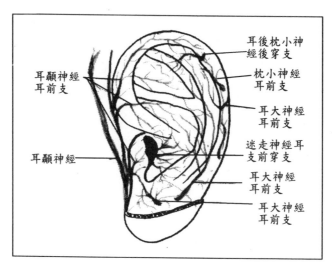

耳後枕小神
經後穿支

枕小神經
耳前支

耳大神經
耳前支

迷走神經耳
支前穿支

耳大神經
耳前支

耳大神經
耳前支

耳顳神經
耳前支

耳顳神經

圖1-4　耳廓前面神經圖

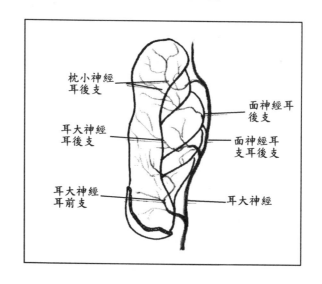

枕小神經
耳後支

面神經耳
後支

耳大神經
耳後支

面神經耳
支耳後支

耳大神經
耳前支

耳大神經

圖1-5 耳廓背面神經圖

成神經叢。神經纖維在表皮、真皮、皮下、毛囊、軟骨膜等處形成多種感覺末梢，如游離神經末梢、毛囊神經冠、梭形神經末梢和環層小體。

（一）體神經：

包括耳大神經、枕小神經，有的還有枕大神經。

1. 耳大神經：是耳廓的主要神經。起於脊髓頸2、3、4節段，行於胸鎖乳突肌後緣深部，達該肌後緣中點，繼續至該肌的淺層，向耳垂方向上行，上耳以前在耳垂高度分成耳下支和耳上支。耳下支較粗大，在耳部正面的耳垂根部分成耳垂支、中支、上支3支。耳垂支分布於耳垂皮下軟組織內；中支分布於耳垂前面、耳輪、耳舟、對耳輪、對耳屏、三角窩及耳甲的外緣；下支分布於對耳輪和三角窩。

2. 枕小神經：起源於第2、3頸神經，沿胸鎖乳突肌後緣向上，在耳根水平處呈直角轉折直至耳廓上部，分上、下2支，分布於三角窩、對耳輪上腳、對耳輪下腳、耳舟的上部和耳廓頂端耳輪處。

（二）腦神經：

包括耳顳神經、迷走神經耳支。

1. 耳顳神經：是三叉神經的下頜神經，有外耳道支、耳屏支、顳淺支3條分支入耳廓。外耳道支主要分布於外耳道的前壁和前上壁；耳屏支主要分布在耳屏；顳淺支分布於耳輪腳、耳輪、三角窩及頭部皮膚。

2. 迷走神經耳支：經頸靜脈孔時從迷走神經經頸靜脈節發出1支與附近的舌咽神經之一相會合成為耳支。耳支穿行於顳骨乳突部的骨孔中，在莖突孔與面神經纖維交叉。面神經的耳後支亦有入耳前的穿支，支配耳廓的肌肉。耳支的主幹穿出耳背深部組織，分布於耳肌後和耳廓內側面的中上部，有三、四小支於耳輪腳穿過軟骨，從耳背穿至耳廓外側面，分布於耳輪腳及附近耳甲腔。

（三） 交感神經：

來自頸動脈叢，沿動脈分布。交感神經分布在動脈管周圍，粗細不等的纖維纏繞管壁，纖維的密度隨動脈管經減少而減少，靜脈管壁上只有稀疏的纖維分布，在動脈管吻合枝上纖維密度最大，在血管之間有縱橫交叉的粗細纖維連接。

從以上可以看出，脊神經主要分布對耳輪、耳舟、耳垂和耳輪；腦神經主要分布在耳甲艇、耳甲腔內；三角窩分布有脊神經、腦神經。因此軀幹、肢體的疾病往往可以經由對耳輪、耳舟、耳垂和耳輪進行診治；內臟疾病可往往經由耳甲艇、耳甲腔進行診治；內臟和軀體的疾病都可以經由三角窩進行診治。

二、耳廓的血管分布

（一）動脈：

耳廓的血液供應主要來自頸外動脈的顳淺動脈和耳後動脈。兩條動脈各分上、中、下三支，供應耳廓上、中、下三段的正背兩面（圖1-6、7）。

　　1. 耳後動脈：沿耳廓正面根部走行於耳後肌的伸面，向耳廓發出上、中、下三支。

　　上支分成3支，其中兩支分布於耳廓正面的上部；另一支在耳甲艇深部，向上穿出三角窩，分布於耳廓背面的對耳輪下腳、對耳輪上腳、耳輪和耳甲艇。中支其主幹在耳背又分3小支，分布於耳背中部，另有一支從耳甲艇穿出至耳廓正面，又分二、三小支，分布於耳甲艇中部及對耳輪、耳舟、耳輪之中部。下支其中一支伴

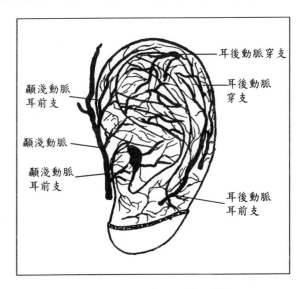

圖1-6　耳廓前面動脈圖

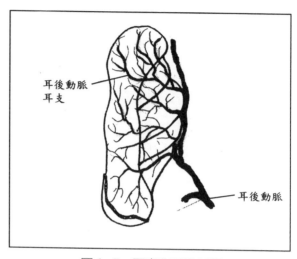

耳後動脈
耳支

耳後動脈

圖 1-7 　耳廓背面動脈圖

耳大神經耳垂支穿至正面，分布於耳垂，另一支又分二小支，一小支分布於耳垂背面，另一小支於額枕區穿至正面，分布於耳廓正面的耳垂和耳輪、耳舟下部。

2. 顳淺動脈：分為上、中、下 3 支。上支分布於耳輪升部，有些人此支特別發達，它發於一支，代替了耳後動脈的三角窩支。中支分布於耳輪和耳屏上部，及外耳道上壁。下支分布於耳屏及耳垂。

（二）靜　脈：

耳廓的靜脈一般都伴隨著動脈行走。主要有顳淺靜脈和耳後靜脈，前者粗大，後者細小。耳廓的血液主要由顳淺靜脈匯入頸外靜脈（圖1-8、9）。

耳廓靜脈起始於皮膚淺層，最後匯集成上、中、下

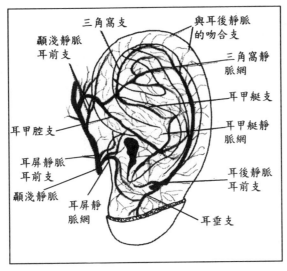

三角窩支
與耳後靜脈
的吻合支
顳淺靜脈
耳前支
三角窩靜
脈網
耳甲艇支
耳甲腔支
耳甲艇靜
脈網
耳屏靜脈
耳前支
耳後靜脈
耳前支
顳淺靜脈
耳屏靜
脈網
耳垂支

圖 1-8　耳廓前面靜脈

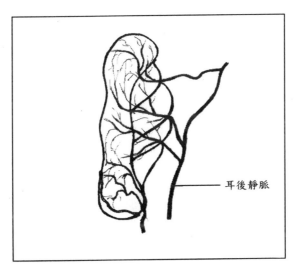

耳後靜脈

圖 1-9　耳廓背面靜脈

三支匯入顳淺靜脈。其中上、下二支主要分布在耳背，中支主要分布於耳廓正面。

耳後靜脈是兩條伴隨著同名動脈的較細的靜脈，分布於耳廓中、下部，一般都匯入頸外靜脈，但也有部分小靜脈匯入頭皮的靜脈。

從耳廓的血液供應來看，耳廓動脈血管壁上都纏繞有粗細不等的交感神經纖維。因此，當內臟發生疾病時，在耳廓的相應部分供血產生變化，發生微循環改變，如充血、紅暈等。因此，根據耳廓的微循環改變情況可診斷疾病。耳廓血管豐富，對耳廓的某一部位以良性刺激可影響到機體病理進程，可促進機體的康復。

三、耳廓的經絡分布（圖 1-10）

耳廓通過經絡與全身各臟腑、組織、器官存在著一定的聯繫。而耳廓上的耳穴也像全身的經穴一樣，各耳穴之間不是孤立存在互不相關的，它們之間是由甲線、乙線、丙線、丁線、戊線、己線 6 條經絡來貫穿聯繫的。

（一）甲線：

由耳道開口上緣、沿耳輪腳的下緣向後，經過耳輪腳末端反轉向前，沿耳輪腳上緣向前，止於對耳輪下腳前下緣與耳輪腳之間。

（二）乙線：

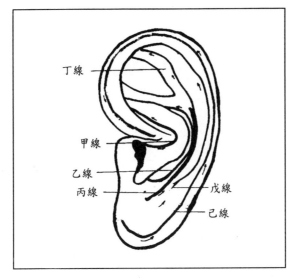

圖1-10　耳廓經絡圖

　　起於輪屏切跡，沿著對耳輪內側緣上行，止於對耳輪上下腳分叉處之下緣，相當於任脈線。

　　（三）丙線：

　　起於輪屏切跡外側，沿著對耳輪中線上行，止於對耳輪上、下腳分叉處之外下方，相當於督脈線。

　　（四）丁線：

　　起於對耳輪上、下腳分叉處外下方，沿著對耳輪上腳上行，直至對耳輪上腳的末端。相當於下肢的經絡線。

　　（五）戊線：

　　起於耳舟的最下端，沿著耳舟上行，止於耳舟的末

端，相當於上肢經絡線。

（六）己線：

起於耳垂下緣，稍偏前方的部位，沿耳緣上升，與耳輪一起，圍成一個大圓形止於耳輪腳。

耳廓經絡的分布，不僅使耳廓各部聯繫起來，而且也與臟腑器官、四肢百骸相互通聯。因此，身體的某些病變信息能從耳廓上反映出來；對耳廓上的穴位以良性刺激對身體的某一疾病也有治療作用。所以，了解耳廓經絡對於診療疾病有著較佳的現實意義。

第五節 耳穴的定位

一、前面常用穴位（圖1-11）

（一）耳輪腳部穴位（2穴）

1. 耳中（零點、膈、神經官能症）：在耳輪腳中點的下緣處。

主治：呃逆、蕁麻疹、遺尿症、咯血。

2. 支點：在耳輪腳中點的下緣，耳中前上方。

主治：呃逆、咯血、遺尿。

（二）耳輪部穴位（12穴）

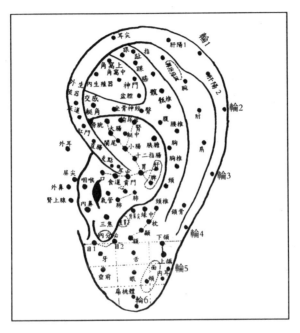

圖 1-11　耳廓前面常用掛圖

□神奇耳穴療法　上篇

1. 直腸：近屏上切跡的耳輪處，與大腸同水平。

主治：便秘、腹瀉、脫肛、痔瘡。

2. 肛門（痔核點）：在與對耳輪上腳前緣相對的耳輪處。

主治：痔瘡、肛裂。

3. 尿道：在直腸上方，與膀胱同水平的耳輪處。

主治：尿急、尿頻、尿痛、尿瀦留。

4. 外生殖器：在尿道上方，與交感同水平的耳輪處。

主治：睪丸炎、附睪炎、外陰瘙癢症、龜頭炎、陰道炎、陽痿、早泄、遺精。

5. 耳尖（扁桃體1）：在耳輪頂端，與對耳輪上腳後緣相對的耳輪處。

主治：發熱、眼結膜炎、麥粒腫、高血壓、失眠、頭痛、牙痛。

6. 肝陽（肝陽1、2，枕小神經）：在耳輪結節處。

主治：頭暈、頭痛、高血壓。

7. 輪1～輪6（扁桃體2、3）：在耳輪上，自耳輪結節下緣至耳垂下緣中點畫為五等分，共六個點，由上而下依次為輪1、輪2、輪3、輪4、輪5、輪6。

主治：扁桃體炎、上呼吸道感染、發熱、高血壓、腹痛。

（三）耳舟部穴位（6穴）

1. 指（闌尾1）：將耳舟分為五等分，自上而下，第一等分為指。

主治：手指麻木、疼痛、甲溝炎。

2. 風溪（蕁麻疹區、過敏點、結節內）：指腕兩穴之間。

主治：過敏性鼻炎、蕁麻疹、皮膚瘙癢症。

3. 腕：耳舟自上而下第二等分區內。

主治：腕部疼痛、胃神經痛、過敏性疾患。

4. 肘（睡眠誘導點）：耳舟自上而下第三等分區內。

主治：肱骨外上髁炎、肘部疼痛、肘關節炎。

5. 肩（闌尾 2）：耳舟自上而下第四等分區內。

主治：肩關節周圍炎，肩部腫痛。

6. 鎖骨（腎炎點、闌尾 3）：耳舟自上而下第五等分區內。

主治：肩關節周圍炎，肩、背、頸疼痛。

（四）對耳輪上腳部穴位（5 穴）

1. 趾：對耳輪上腳的後上方近耳尖部。

主治：甲溝炎、趾部關節扭傷。

2. 跟：對耳輪上腳的前上方，近三角窩上部。

主治：足跟部疼痛。

3. 踝：在跟與膝兩穴之間。

主治：踝關節腫痛、扭挫傷、踝關節炎。

4. 膝：對耳輪上腳的中 1／3 處。

主治：膝關節炎、膝關節扭挫傷、膝關節腫痛。

5. 髖：對耳輪上腳的下 1／3 處。

主治：髖關節疼痛、坐骨神經痛、腰骶痛。

（五）對耳輪下腳部穴位（3 穴）

1. 臀：在對耳輪下腳的後 1／3 處。

主治：坐骨神經痛、臀筋膜炎及臀、骶部疾患。

2. 坐骨神經：在對耳輪下腳的前 2／3 處。

主治：坐骨神經痛、下肢癱瘓、神經性皮炎。

3. 交感：對耳輪下腳的末端與耳輪交界處。

主治：胃腸痙攣、心絞痛、膽絞痛、輸尿管結石、植物神經功能紊亂。

（六）對耳輪體部穴位（7穴）

1. 頸椎（甲狀腺）：在對耳輪體部，把輪屏切跡至對耳輪上下腳分叉處分為五等分，頸椎在下 1／5 處。

主治：落枕、頸椎綜合徵、頸椎扭挫傷、頸部疼痛。

2. 胸椎（乳腺）：在對耳輪體部的中 2／5 處。

主治：胸痛、乳房脹痛、乳腺炎、產後缺乳、肋間神經痛。

3. 腰椎：在對耳輪體部的上 2／5 處。

主治：腰痛、骨質增生、腰扭挫傷。

4. 骶椎：在對耳輪體部的上 1／5 處。

主治： 部疼痛、腰痛、骨質增生。

5. 骶頸：在對耳輪體部頸椎上側耳甲緣處。

主治：落枕、頸項腫痛、甲狀腺機能紊亂、頸動脈

狹窄。

6. 胸：在對耳輪體的胸椎前上側耳甲緣處。

主治：胸肋疼痛、胸悶、乳腺炎、胸膜炎、肋間神經痛。

7. 腹：在對耳輪體的腰椎前上方耳甲緣處。

主治：腹痛、腹脹、腹瀉、急性腰扭傷、痛經、月經不調、產後子宮疼痛。

（七）三角窩部穴位（5穴）

1. 神門：在三角窩內、對耳輪上、下腳分叉處稍上方。

主治：失眠、多夢、痛症、頭暈、高血壓、支氣管哮喘、神經衰弱、乾咳。

2. 盆腔（腰痛點）：在三角窩內、對耳輪上、下腳分叉處稍下方。

主治：盆腔炎、附件炎、痛經、月經不調、腹脹、腰痛。

3. 角窩中（喘點、肝炎點）：在三角窩中1／3處。

主治：哮喘、肝炎。

4. 內生殖器（子宮、精宮、天癸）：在三角窩中1／3處。

主治：月經不調、白帶過多、痛經、不孕症、盆腔

炎、遺精、陽痿、早泄、睾丸炎。

5. 角窩上（降壓點）：在三角窩前上方近外耳輪處。

主治：高血壓、頭痛、眩暈。

（八）耳屏部穴位（6穴）

1. 外耳（耳）：在屏上切跡前方近耳輪處。

主治：外耳道炎、耳鳴、中耳炎、眩暈。

2. 外鼻（鼻眼淨、饑點）：在耳屏外側面正中稍前處。

主治：鼻炎、鼻前庭炎。

3. 屏尖（珠頂、渴點）：在耳屏上部隆起的尖端處。

主治：牙痛、發熱、斜視、口渴欲飲、糖尿病。

4. 腎上腺（下屏尖）：在耳屏尖下部隆突的尖端處。

主治：低血壓、風濕性關節炎、類風濕關節炎、間日瘧、昏厥、咳嗽、哮喘、中暑、蕁麻疹、高熱、低熱及各種痛症。

5. 咽喉：在耳屏內側面上1／2處。

主治：聲音嘶啞、咽喉炎、扁桃體炎、支氣管炎、支氣管哮喘。

6. 內鼻：在耳屏內側面的下1／2處，咽喉穴的下

方。

主治：鼻炎、鼻衄、鼻道疖腫、副鼻竇炎。

（九）對耳屏部穴位（6穴）

1. 對屏尖（平喘、腮腺）：在對耳屏的尖端。

主治：哮喘、腮腺炎、睪丸炎、附睪炎、皮膚瘙癢症。

2. 緣中（胸點、腦幹、遺尿點）：在對屏尖與輪屏切跡連線之中點。

主治：遺尿、內耳眩暈症。

3. 枕（暈點）：在對耳屏外側面後上方。

主治：頭暈、頭痛、哮喘、癲癇、神經衰弱。

4. 顳（太陽）：在對耳屏外側面中部。

主治：頭暈、頭昏、偏頭痛。

5. 額：在對耳屏外側面的前下方。

主治：頭痛、頭昏、失眠、多夢、眩暈。

6. 皮質下（卵巢、睪丸、興奮點）：在對耳屏內側面。

主治：近視、神經衰弱、間日瘧、假近視、失眠、多夢、哮喘、暈眩、耳鳴、內臟下垂。

（十）耳甲腔部穴位（10穴）

1. 心：耳甲腔正中央。

主治：心動過速、心律不齊、心絞痛、無脈症、神經衰弱、癔病、口舌生瘡、癲、狂、失眠、多夢、心悸、氣短、多汗、咽炎。

2. 肺（肺點、結核點、肺氣腫點）：耳甲腔中央周圍，在心穴的上、下、外三面。

主治：咳嗽、氣喘、胸悶、感冒、鼻炎、聲音嘶啞、痤瘡、皮膚瘙癢、蕁麻疹、扁平疣、便秘、咽炎、肺結核、肺氣腫。

3. 氣管：在耳甲腔內、外耳道口與心穴之間。

主治：咳嗽、哮喘、多痰、咽喉炎、感冒。

4. 脾：在耳甲腔外上方，肝穴的下方、胃穴的後下方，脾、胃、肝三穴組成一個等邊三角形。

主治：腹脹、腹瀉、便秘、食欲不振、功能性子宮出血、白帶過多、內耳眩暈症、肌萎縮無力、貧血、脫肛、子宮脫垂、內臟下垂。

5. 內分泌：在耳甲腔底部屏間切跡內。

主治：痛經、月經不調、更年期綜合徵、痤瘡、間日瘧、不孕症、陽痿、遺精、早泄、泌尿系感染、肥胖症、蕁麻疹、風濕性關節炎、類風濕關節炎。

6. 三焦：在耳甲腔底部、內分泌穴上方。

主治：便秘、腹脹、自汗、小便不利、上肢外側疼痛、偏頭痛、耳鳴。

7. 口：在外耳道口的上緣和後緣。

主治：面癱、口腔炎、**膽囊炎**、膽石症、肥胖症、牙周炎、失眠。

8. 食道：在耳輪腳下方中 1／3 處。

主治：食道炎、食道痙攣、吞咽困難、胸悶、氣短。

9. 賁門：在耳輪腳下方後 1／3 處。

主治：噁心、嘔吐、賁門痙攣、肥胖症 、胃痛、胸悶。

10. 胃（幽門、下垂點）：在耳輪腳消失處。

主治：胃痙攣、胃炎、胃潰瘍、失眠、牙痛、消化不良、胃痛、呃逆、癔病、頭痛、各種內臟下垂。

（十一）耳甲艇部穴位（11穴）

1. 十二指腸：在耳輪腳上方後部。

主治：十二指腸潰瘍、膽囊炎、幽門痙攣、消化不良、腹脹、泄瀉。

2. 小腸：在耳輪腳上緣中 1／3 處。

主治：腹痛、消化不良、腹瀉、消化性潰瘍、心動過速、心律不齊、乳汁少、咽痛、頸腫痛。

3. 大腸：在耳輪腳上緣前 1／3 處。

主治：腸炎、痢疾、便秘、大便失禁、雞鳴瀉、咳嗽、氣喘、胸悶、痤瘡。

4. 闌尾：在大、小腸兩穴之間。

主治：單純性闌尾炎、腹瀉。

5. 肝：在耳甲艇的後下方，脾穴的上方與胃、脾組成一個等邊三角形。

主治：脅痛、消化不良、膽石症、肝炎、黃疸、眩暈、月經不調、經前期緊張症、更年期綜合徵、高血壓、假性近視、單純性青光眼。

6. 胰膽：在耳甲艇邊緣，肝與腎穴之間。

主治：膽囊炎、膽石症、偏頭痛、帶狀疱疹、中耳炎、耳鳴、急性胰腺炎、糖尿病、黃疸性肝炎、多夢、消化不良、頸項強直。

7. 腎：對耳輪上、下腳分叉處下方。

主治：腰痛、耳鳴、耳聾、神經衰弱、腎盂腎炎、哮喘、遺尿症、膀胱炎、尿道炎、白帶多、月經不調、陽痿、遺精、早泄、色盲、夜盲、頭痛、失眠、多夢、慢性腹瀉。

8. 輸尿管：在腎與膀胱穴之間。

主治：輸尿管結石絞痛。

9. 膀胱：在腎與艇角穴之間。

主治：膀胱炎、遺尿症、尿瀦留、腰痛、坐骨神經痛、後頭痛。

10. 艇角（前列腺）：在耳甲艇前上角。

主治：前列腺炎、尿道炎、尿道感染、陽痿、遺精、早泄。

11. 艇中（臍中、腹水、醉點、前腹膜、後腹膜）：在耳甲艇中央。

主治：腹痛、腹脹、膽道蛔蟲症、腮腺炎、腹膜炎。

（十二）耳垂部穴位（10穴）

1. 目1（青光）：在耳垂正面，屏切跡前下方。
主治：假性近視、色盲、青光眼。

2. 目2（散光）：在耳垂正面、屏間切跡後下方。

主治：近視、散光。

3. 牙（拔牙麻醉點、牙痛點、升牙點）：耳垂正面，從屏間切跡軟骨下緣至耳垂下緣畫3條等距離的水平線，再在第2水平線上引兩條垂直等分線，由前向後，由上向下的把耳垂分成9個區，1區為牙。

主治：牙痛、牙周炎、低血壓。

4. 舌（上顎、下顎）：在上述耳垂9個區的2區內。

主治：舌炎、口腔炎、舌裂。

5. 頜（上頜、下頜）：在耳垂前面9個區的3區內。

主治：牙痛、顳頜關節功能紊亂、口腔潰瘍、頜下淋巴結腫大。

6. 垂前（神經衰弱點、拔牙麻醉點）：在耳垂前面9個區的第4區內。

主治：神經衰弱、牙痛。

7. 眼：在耳垂前面9個區的5區內。

主治：急性眼結膜炎、電光性眼炎、麥粒腫、假性近視、角膜炎、屈光不正、耳鳴。

8. 內耳：在耳垂前面9個區內的6區內。

主治：耳源性眩暈症、耳鳴、耳聾、中耳炎、頭昏。

9. 面頰：在耳垂前面9個區的5、6區交界處。

主治：周圍性面癱、三叉神經痛、痤瘡、面肌痙攣、扁平疣、扁桃腺炎、咽炎。

10. 扁桃體（扁桃體4）：在耳垂前面9個區的8區內。

主治：咽喉炎、扁桃體炎。

二、背面常用穴位（圖1-12）

1. 上耳根（鬱中、脊髓1）：耳根最上緣。

主治：鼻衄、脊髓炎、各種癱瘓。

2. 耳迷根：在耳背與乳突交界的根部、耳輪角的對應處。

主治：膽囊炎、膽石症、膽道蛔蟲、腸蛔蟲、腹痛、腹瀉、頭痛、頭暈、鼻塞、失眠、胃痛、心動過

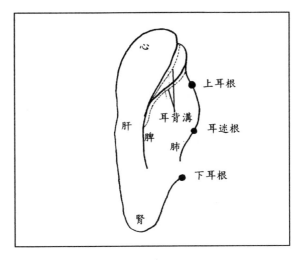

圖1-12　背面常用穴位

速、高血壓、尿瀦留、落枕。

　　3. 下耳根：在耳根最下緣處。

　　主治：低血壓、小兒麻痺後遺症、側索硬化症引起的肌萎縮以及下肢癱瘓症。

　　4. 耳背溝（降壓溝）：在對耳輪上、下腳與對耳輪主幹在耳背形成的「丫」字形的凹溝處。

　　主治：高血壓、皮膚瘙癢症。

　　5. 耳背心（腦頂穴）：在耳背上部，即外耳輪背上部。

　　主治：心悸、失眠、多夢、頭痛、神經衰弱、頭昏、頭暈。

　　6. 耳背脾：在耳輪腳消失處的耳背部。

主治：胃痛、消化不良、食慾不振。

7. 耳背肝：在耳脾的耳輪側。

主治：膽囊炎、膽石症、脅痛、偏頭痛。

8. 耳背肺：在耳背脾與耳迷根之間。

主治：咳嗽、哮喘、皮膚瘙癢症。

9. 耳背腎：在耳背下部。

主治：頭昏、頭痛、腰痛、耳鳴、失眠、消化不良、神經衰弱。

第六節　耳穴探尋法

探尋耳穴，作出準確的定位，是用耳穴治療疾病的關鍵性問題。耳穴是否探尋得準確，與治療效果有著密切的關係。因此，用耳穴治療疾病，必須準確地探尋穴位。

其探尋耳穴的常用方法有觀察法、壓痛法和良導法。現將其具體方法介紹如下：

一、觀察法

觀察法就是用肉眼觀察病人因病理改變後耳廓反應點處出現的變形、變色，如脫屑、水泡、充血、丘疹、色素沉著、小的硬結等。這些變形、變色的部位，一般地壓痛明顯，電阻較低，可作為探尋耳穴的參考。

二、壓痛法

用特製的探針或毫針針柄、火柴棒等施加均勻的壓力，在病人可能出現壓痛反應的耳穴周圍，逐漸向中心探尋壓痛點，探尋時囑病人哪一點最痛及時說明，才能找準。

三、良導法

用耳穴探測儀在耳廓上探測電阻較低的良導點。正常人耳廓的電阻約為 200 萬歐姆左右；當機體發生病理變化時，在耳廓的相應反應點上，電阻可發生變化，下降至 5～15 萬歐姆左右，這些低電阻的耳穴，其導電量必然增高，稱為低電阻穴區，為「良導點」。

耳穴探測器就是根據耳穴的導電量的變化來探測耳穴的。其具體方法為：讓病人用拇食兩指捏住耳穴探測器一端電極，醫生一手打開電源開關，另一手持另一極探筆，用探筆頭沿病人耳廓逐點探測，出現陽性反應點時儀器即發出嗡嗡響聲，記下反應點。

耳穴探測儀使用完畢，及時關閉電源，以免耗電或損害儀器元件。

□神奇耳穴療法 中篇

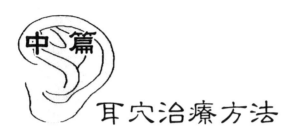

中篇

耳穴治療方法

第一節　毫針法

毫針法是用毫針針刺耳穴治療疾病的一種常用方法。耳針應用的毫針，一般地是針長 5 分，針的粗細有 30 號、31 號等，針的構造分為針尾、針柄、針根、針身、針尖五部分，常用不銹鋼製成（圖 2-1）。

一、治療器具的準備

耳針，75% 酒精棉球，乾棉球，血管鉗或鑷子，耳穴探測棒，也可用針柄、探針、眼科玻璃棒、大頭針之尾部等代替耳穴探測器。

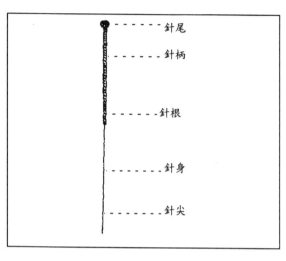

针尾

针柄

针根

针身

针尖

圖 2-1

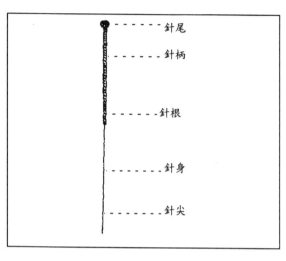

二、耳廓和針具消毒

由於耳針比體針易感染，所以必須重視耳廓的消毒。　方法是：用 75% 酒精棉球，由內向外，由上向下，對耳廓全部消毒。

耳針的消毒有條件的可以高壓消毒，一般情況下用 75% 酒精浸泡 20～30 分鐘，平時常用的是 75% 酒精棉球包裹針體，可達到消毒的目的。

三、探查穴位

診斷明確後擬定耳針處方，用探棒或耳穴探測儀測得所選耳穴的敏感點，如壓痛點或低電阻有泛化現象，

則首選與病變最密切的敏感點。

　　所探得的耳穴以探棒輕輕按壓一下，使之成為一個充血的壓痕，便於準確針刺。

四、進針方法

　　病人採用坐位體位，用左手拇食兩指固定耳廓，中指托著針刺部位的耳背，這樣可掌握針刺的深度，減輕針刺時的疼痛，然後用右手拇食兩指持針，在選好的穴位處進針。進針常用的有捻入法和插入法兩種。

　　（一）捻入法（慢刺法）：針尖對準所刺穴位，利用指力均勻地捻動針柄，使針體旋轉刺入皮下達到一定的深度，即可停止捻轉。大多數耳穴是垂直進針，少數耳穴則用水平位進針（圖2-2）。

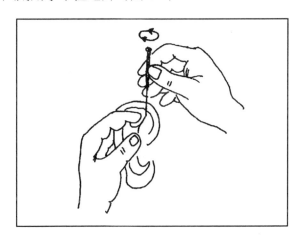

圖2-2　捻入法

（二）插入法（速刺法）：針尖對準所刺穴位，利用指力和腕力的協調垂直插入穴位皮內，達一定的深度，即可停止進針。在準備刺入的瞬間，令病人張口深呼吸，可減輕進針時的痛感（圖2-3）。

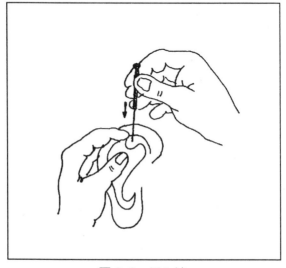

圖2-3　插入法

五、針刺強度

刺激強度應根據病人的情況而定。強刺激為瀉法，常用於體質強壯患者的急性病、實證、熱性病、疼病等；弱刺激為補法，常用於體質較差的慢性病、虛證等；中等度刺激為平補平瀉法，適用於虛實不太明顯的病症，是最常用的刺激法。

六、針刺手法

常用的針刺手法有三種，臨床可根據不同情況而選用。

（一）單刺法（留針法）：刺入耳穴後，不需運用手法，留針 30～60 分鐘。常用於年邁體弱、久病及兒童患者（圖 2-4）。

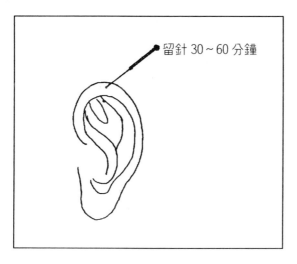

留針 30～60 分鐘

圖 2-4　單刺法

（二）捻轉法：刺入耳穴後，運用中等刺激手法，用拇、食兩指小幅度來回捻轉，持續刺激 1～2 分鐘。常用於慢性病（圖 2-5）。

（三）提插法：刺入耳穴後，用力將針垂直地上下

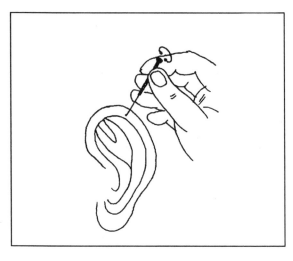

圖2-5　捻轉法

提插10～20秒，此法多用於急性病、痛症等（圖2-6）。

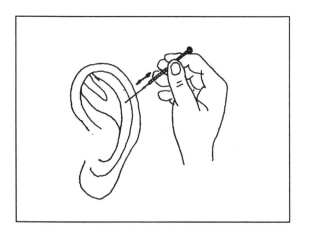

圖2-6　提插法

七、針刺深度

應視患者耳廓局部的厚薄、穴位的位置而靈活掌握。一般以刺入皮膚二、三分，達軟骨後、耳針能站立而不搖擺為宜。

根據經驗，耳針深度以刺透軟骨而不穿透對側皮膚效果更好。

八、針刺的方向

位於耳甲腔、耳甲艇和三角窩中的耳穴，用直刺法──90°進針；位於對耳輪、對耳屏內側、屏間切跡等部位的耳穴，用斜刺法──45°～60°進針。位於耳舟、耳垂的穴位多用橫刺法──15°進針。橫刺多用於透穴，一針透數個耳穴。

九、補瀉方法

耳針常以留針時間的長短和刺激強弱以達到補瀉目的。治療實熱症，常用強刺激，即深刺加捻轉，長時間留針，為瀉法；治療體弱虛寒之症，常用弱刺激，即淺刺不捻轉，短時間留針，為補法。

耳針的補瀉主要取決於刺激量。刺激量＝刺激強度×刺激時間。

十、出針方法

是結束一次耳針治療的最後一個動作。左手托住耳背，右手起針。起針常用的有兩種方法。

（一）抽出法：右手持針柄，不加捻轉，迅速抽拔而出，此法痛感小，最為常用（圖2-7）。

（二）捻轉起針法：用右手持針柄，邊捻邊抽拔，將針退出（圖2-8）。

起針後用消毒乾棉球壓迫針孔，以免出血造成感染。如有出血時可用乾棉球壓迫片刻，直至出血停止。

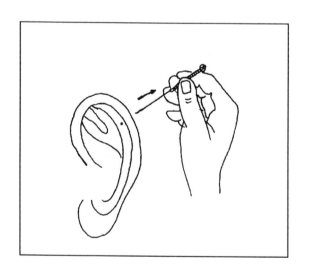

圖2-7　抽出法

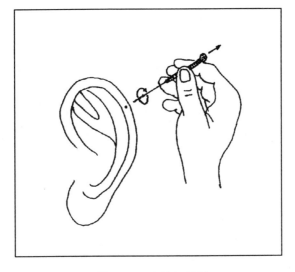

圖 2-8　捻轉起針法

十一、療程

　　針刺間隔時間須視病情而定，一般每天或隔天1次，5～10次為一療程。

55

第二節　貼壓法

耳穴貼壓療法是，經由壓籽對耳穴的機械性刺激，起到類似耳針刺激耳穴的作用和壓籽藥物被耳穴吸收的作用，而達到治療效果的一種無創傷性的治療方法。

一、治療器具準備

脫脂棉做成棉球，醫用膠布剪成 0.5 公分×0.5 公分的方塊，2%的碘酒，75%的酒精，耳穴探測棒或用大頭針、火柴棒等代替，耳穴探測器，壓籽，醫用鉗或止血鉗，剪刀等。

二、耳穴療法常用的壓籽

1. 王不留行籽：王不留行為石竹科一年生或越年生草本植物，王不留行的成熟種籽，產於我國各地，臨床多生用。是耳穴最常用的壓籽。

【製作】取生王不留行籽，用溫水沖洗乾淨，然後置入 75%的酒精中浸泡 12～24 小時，取出晾乾備用（圖 2-9）。

【功效】活血通經，偏走血分。

2. 白芥籽：為十字花科一年或兩年生草本植物白芥的種籽，主要產於我國安徽、河南等地，其他地區也

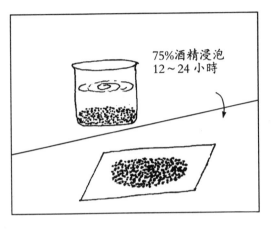

75%酒精浸泡
12～24 小時

圖 2-9

有栽培，臨床上多生用作壓籽。

　　【製作】採收白芥成熟的種子，用溫水沖洗乾淨，晾乾備用（圖2-10）。

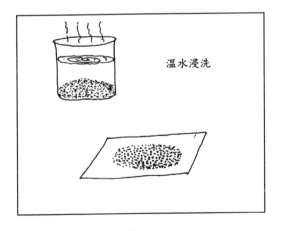

溫水浸洗

圖 2-10

【功效】祛濕、利痰、通絡。適用於濕痰阻滯經絡所引起的各種病症。

3. 萊菔子：為十字科一年或兩年生植物萊菔的種子，我國各地均有生產，壓耳時多用成熟的種子，生用為好。

【製作】將萊菔子用溫水沖洗乾淨，晾乾備用。

【功效】祛濕，通經，降氣。多用於肺、脾、胃有關病證的治療。

4. 酸棗仁：為鼠李科落葉灌木或喬木酸棗的成熟種子，產於我國雲南、廣西、河南、遼寧等省。

【製作】把酸棗仁分成兩半，以圓面對準耳穴，平面對準膠布（圖2-11）。

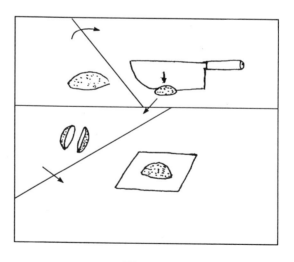

圖2-11

【功效】定驚安神，活血通絡。

5. 雲苔籽（油菜籽）：我國各地均有種植，係油料作物之一。

【製作】將油菜籽用溫水洗淨，晾乾備用。

【功效】活血，通絡，散結。常用以治療痔瘡、便秘等病症。

6. 防風通聖丸：為表裡雙解的中成藥丸，全國各地醫藥商店、醫院均有出售。

【組成】防風、荊芥、連翹、麻黃、薄荷、川芎、當歸、白芍、白朮、黑山梔、酒蒸大黃、芒硝各 15 克，生石膏、黃芩、桔梗各 30 克，滑石 90 克。

【功效】解表，通裡，利尿，除濕。常用於肥胖症的治療。

7. 六神丸：是在國內外享有很高聲望的中成藥丸。全國各大醫藥商店、醫院均有出售。

【組成】牛黃、冰片、珍珠、雄黃、蟾酥。

【功效】清涼解毒，消炎止痛。用於咽喉腫痛、無名腫毒的治療。

8. 牛黃消炎丸：是我國西安國藥廠生產的中成藥丸，全國各大中醫藥商店、醫院均有出售。

【組成】牛黃、珍珠母、蟾酥、青黛、天花粉、大黃、雄黃。

【功效】清熱，解毒，消腫。常用於治療咽炎、痤

瘡、癤腫等病症的治療。

9. **復方王不留行藥丸**：是用中藥藥汁浸泡王不留行籽，晾乾而成的自製藥丸。

【組成】夏枯草、牛膝各 30 克，生龍骨、生牡蠣、生代赭石各 45 克，天麻、冰片各 10 克。

【製作】將上藥水煎兩次，濾液濃縮至 1200 毫升，後將王不留行放入藥液浸泡 24 小時後取出，陰乾，並用酒精溶化的冰片進行攪拌，置密閉容器中備用（圖 2-12）。

【功效】滋腎養陰，平肝降壓。用於治療高血壓。

10. **復方明目壓丸**：是自製的藥丸。

【組成】王不留行、麝香、冰片、夜明砂、蠶砂、

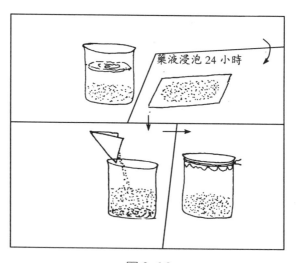

藥液浸泡 24 小時

圖 2-12

石菖蒲。

【製作】將夜明砂、蠶砂、石菖蒲先加水煎兩次，過濾合併適當濃縮，後將王不留行籽放入藥液浸泡 24 小時，後取出置於用酒精溶化的冰片中攪拌，再把王不留行籽與麝香混合後，置密閉容器中備用。

【功效】調和氣血，強肝明目。常用於治療近視眼、結膜炎等。

11. 冰片：為龍腦香科常綠喬木龍腦香的樹幹經蒸餾冷卻而得的結晶，主要產於東南亞地區，臺灣有引種，作壓耳穴時以塊狀或粒狀為好。

【功效】通經開竅，清熱，醒腦，安神。主要用於治療失眠、耳鳴、牙痛、帶狀疱疹等。

三、耳穴貼壓操作方法

耳穴貼壓法是把壓迫法、貼膏法兩者相互結合的一種新型療法。

1. 耳廓消毒：用 2% 碘酒外塗，再用 75% 的酒精脫碘，或用 75% 的酒精直接擦耳廓進行消毒。

2. 探查穴位：用探穴棒或耳穴探測器測得所選耳穴的敏感點。所探得的耳穴以探棒輕輕按壓，使之成為一個充血的壓痕，便於準確貼籽。

3. 做貼籽：把膠布剪成 0.5 公分×0.5 公分的方塊，並將根據病情需要選擇的相應的壓籽置於剪好的膠

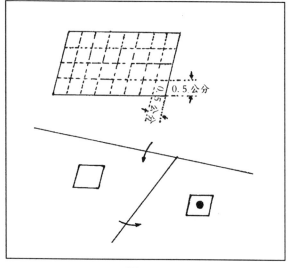

圖2-13

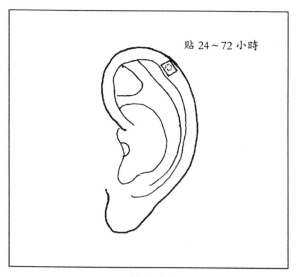

圖2-14

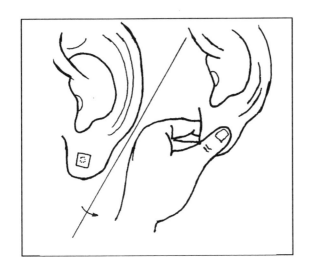

圖 2-15

布膠面的中心（圖 2-13）。

　　4. **貼穴**：將做好的貼籽貼在選好的耳穴上，做適度的按壓，以有痛感、患者能忍受為度，每次貼 24～72 小時（圖 2-14）。

　　5. **按壓**：貼穴當中，囑患者自行按壓所貼之穴數次（圖 2-15）。

　　6. **去貼籽**：將貼籽揭下除去即可。一般貼單側，兩耳交替進行，也可雙耳同時治療。

四、療程

　　隔日 1 次，貼壓 3～7 日為一療程。

64

□神奇耳穴療法　下篇

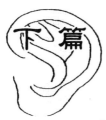

耳穴療法的臨床應用

第一節 内科疾病

一、流行性感冒

流行性感冒簡稱為流感，是由流感病毒引起的急性呼吸道傳染病，病原體為 A、B、C 三型流行性感冒病毒，經由飛沫傳播。其流行特點是突然發生，發病率高，迅速蔓延，流行過程短，但能多次復發。

病理變化以流感病毒破壞呼吸道上皮細胞為主，也可由淋巴、血液循環傳播，造成毒血症，或侵入其他組織，引起病變。

本病屬於中醫「時行感冒」「風溫」「冬溫」「春溫」等病症範疇。

診斷要點

1. 急起高熱，全身症狀較重而呼吸道症狀較輕，表現為畏寒、發熱、頭痛、乏力、全身酸痛等，繼而全身症狀逐漸好轉，但鼻塞、流涕、咽痛、乾咳等上呼吸道症狀較顯著。還會見到噁心、食慾不振、便秘或腹瀉等胃腸道症狀為主的患者。

2. 呈急性病容，面頰潮紅，眼結膜輕度充血，咽充血，口腔粘膜可有疱疹。

3. 體溫可達 39℃～40℃。

4. 病程一般 3～7 天。

耳穴療法

1. 貼壓療法

【取穴】肺、內鼻、交感、屏尖（圖 3-1）。

【方法】以六神丸或王不留行籽貼壓，取單側耳穴，每日按壓 2～3 次，以有脹痛為宜。

【療效】用此法治療症狀局限於肺衛部分的感冒 3～5 天即可痊癒，但感冒較重者須配合其他療法。

2. 耳針療法

【耳穴】肺、內鼻、腎上腺、脾（圖 3-2）。

【方法】各穴均淺刺捻針，留針 30 分鐘。

【療效】用此法治療感冒有明顯的治療效果。一般

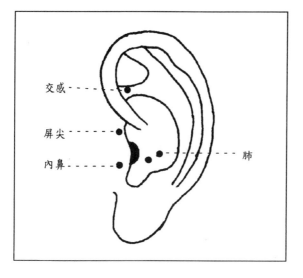

交感 - - - -

屏尖 - - - -

內鼻 - - - -

肺

圖 3-1

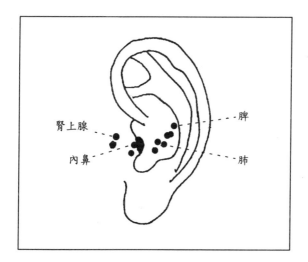

腎上腺 - - - -

內鼻 - - - -

脾

肺

圖 3-2

治療 3～7 日痊癒。

二、百日咳

本病是由百日咳桿菌所引起的小兒常見急性呼吸道傳染病。主要經由飛沫經呼吸道傳播，好發於嬰兒和幼齡兒童，以冬季發病較多。細菌在呼吸道上皮細胞黏著、繁殖並產生毒素，最終引起支氣管上皮的中層和基層壞死，伴中性粒細胞浸潤。由於病程可達 2～3 月之久，故稱為「百日咳」。屬於中醫學的「頓咳」「疫咳」等病症的範疇。

診斷要點

1. 發病較緩，病初有低熱及感冒症狀，咳嗽逐漸加重，夜間加劇，一週後出現陣發性一連串痙咳並伴有吸氣性吼聲，反覆發作，直至咯出黏稠痰液為止。

2. 咳嗽劇烈時，會有大小便失禁、雙手握拳屈肘、兩眼圓睜、面紅耳赤、涕淚交流、張口伸舌、唇色紫紺等。

3. 咳嗽雖重而肺部多無異常體徵。

耳穴療法

1. 貼壓療法
【取穴】肺、氣管、腎上腺（圖 3-3）。

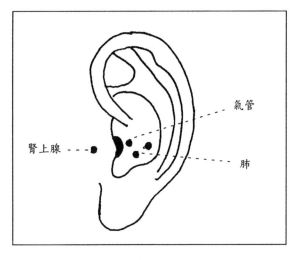

氣管

腎上腺

肺

圖 3-3

□神奇耳穴療法　下篇

【方法】以六神丸或王不留行籽貼壓，取單側耳穴，每日按壓 3～6 次，以有脹痛為宜。

【療效】用此法治療有明顯的療效。

2. 耳針療法

【取穴】肺、脾、大腸、氣管（圖 3-4）。

【方法】用淺刺法，捻轉後起針，兩耳交替使用，每日 1 次。

【療效】據《耳針療法》記載：用此法治療 96 例，90 例好轉，3 例有效，3 例效果不太明顯。

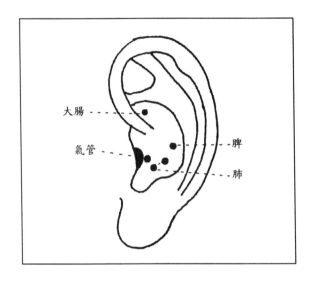

大腸

氣管

脾

肺

圖 3-4

三、急性支氣管炎

　　本病是由病毒、細菌、各種化學或物理刺激或過敏反應引起的支氣管黏膜的急性炎症。常繼發於上呼吸道感染。受涼、疲勞、淋雨常為誘發因素，冷空氣、有害氣體、粉塵、煙霧的吸入，寄生蟲如鉤蟲、蛔蟲感染後幼蟲經過肺臟均能引起本病。屬於中醫學的「咳嗽」範疇。

診斷要點

　　1. 發病較急，往往先有上呼吸道感染症狀如鼻

塞、打噴嚏、流涕、咽痛、聲音嘶啞、頭痛發熱、肌肉酸痛等。

2. 咳嗽為主要症狀，初為乾咳，伴胸骨後不適。

3. 1～2天後咳出黏液性痰或膿痰伴血絲、氣促，胸骨後有發緊感或疼痛。

耳穴療法

1. 貼壓療法

【取穴】肺、氣管、神門（圖3-5）。

【方法】以六神丸或王不留行籽貼壓上述耳穴單側，每日按壓3～6次，以有脹痛為宜。

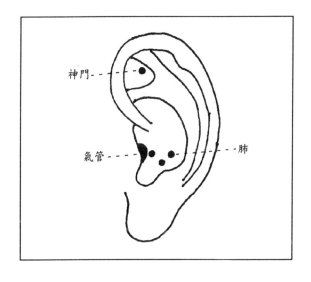

圖3-5

　　【療效】據《醫療保健手冊》記載：用此法治療35例，33例好轉，2例效果不太顯著。

　　2. 耳針療法

　　【耳穴】肺、氣管、脾、腎（圖3-6）。

　　【方法】毫針中等刺激，留針 30～60 分鐘，每日或隔日1次。

　　【療法】用此法治療 5～10 次，3 例均獲明顯療效。

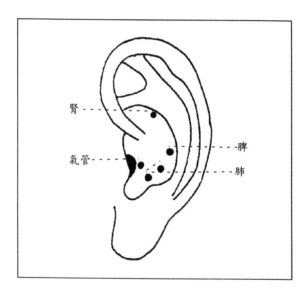

圖 3-6

四、慢性支氣管炎

本病是由於吸煙、吸入粉塵或化學氣體所致的支氣管炎症，臨床出現慢性咳嗽、咳痰，連續兩年以上，每年持續三個月以上，並排除由於其他心肺疾病病因所致者。晚期常併發肺氣腫及肺原性心臟病。本病屬於中醫學「咳嗽」「痰飲」等症的範疇。

診斷要點

1. 咳嗽、咳痰為主要症狀。多為大量黏液泡沫痰，清晨和傍晚尤甚。

2. 反覆出現下呼吸道感染，會有畏寒、發熱、氣促、膿性痰。

3. 咳嗽加劇伴有哮喘症狀。

耳穴療法

1. 貼壓療法

【取穴】氣管、肺、大腸、腎、內分泌、腦點、平喘（圖 3-7）。

【方法】以六神丸或王不留行籽貼壓上述前 5 個穴位，咳嗽重者加腦點，氣喘者加平喘，每日按壓 2～4 次，以有脹痛為宜，兩耳交替，隔日治療 1 次。

【療效】據郭雲、毛如寶報導，用此法治療 143

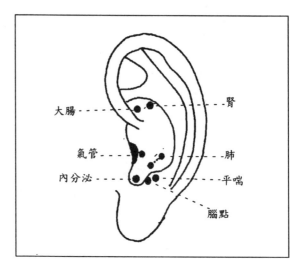

大腸

氣管

內分泌

腎

肺

平喘

腦點

圖 3-7

例，其中顯效 66 例，好轉 74 例，無效 3 例，總有效率為 97.10%。

2. 耳針療法

【取穴】肺、氣管、平喘、咽喉（圖 3-8）。

【方法】中等刺激，留針 30 分鐘，隔日 1 次。

【療效】據劉心蓮報導，用此法治療 97 例，結果臨床控制 30 例，有效 54 例，無效 13 例，總有效率為 86.6%。

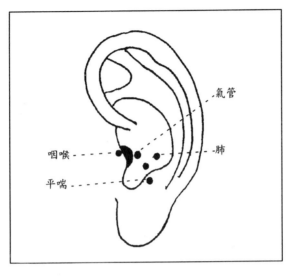

圖 3-8

五、支氣管哮喘

　　本病是因過敏原或其他非過敏原因素引起的一種支氣管反應性過度增高，導致氣道可逆性痙攣、狹窄的疾病。其特點是反覆發作，暫時性、帶哮鳴音的呼氣性呼吸困難。半數在 12 歲以前發病，20%的患者有家族史。相當於中醫學的「哮喘」範疇。

診斷要點

　　1. 突然發作，呼吸困難，伴隨呼氣延長，並有哮喘音和乾咳，頓時胸部脹悶。

2. 患者坐起後可減輕氣喘。

3. 兩肺可聞及廣泛哮鳴音，嚴重者常有紫紺、靜脈怒張及大量冷汗。

4. 數分鐘和數小時後，咯出大量黏液性痰液，隨即呼吸通暢，行動自如。

耳穴療法

1. 貼壓療法

【取穴】交感、神門、枕、平喘、肺、氣管、支氣管、內鼻（圖3-9）。

【方法】以王不留行籽、傷濕止痛膏貼壓上述穴

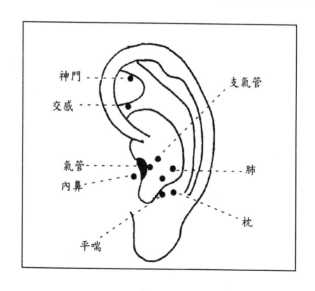

圖 3-9

位，左右耳交替取穴，每週 2 次，嚴重者雙耳同壓。

【療效】據《山東中醫雜誌》1987；(2)：24 趙子賢報導，用此法治療支氣管哮喘 50 例，結果臨床控制 12例，顯效 27 例，有效 10 例，無效 1 例，總有效率98%。

2. 耳針療法

【取穴】支氣管、肺、腎上腺、前列腺、平喘（圖3-10）。

【方法】強刺激，留針 10～15 分鐘，每日 1 次，10 次為一療程。

【療效】據《黑龍江中醫藥》1987；(1)：36 尉遲靜

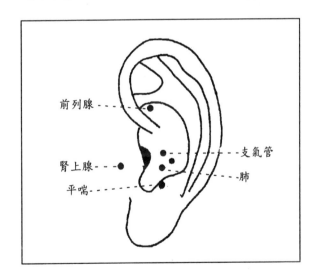

前列腺

腎上腺

平喘

支氣管

肺

圖 3-10

報導，用此法治療支氣管哮喘 60 例，結果 31 例基本治癒，顯效 25 例，好轉 1 例，無效 3 例，總有效率為 95%。

六、肺結核

本病是結核分支桿菌引起的肺部感染性疾病。主要通過空氣傳播，常在人體抵抗力下降時發病，可累及所有年齡的人，以嬰幼兒、青春後期及老年人發病率較高。其基本病變是滲出、增生和乾酪樣變。此外也可見非特異性組織反應。屬於中醫學「肺癆」的範疇。

診斷要點

1. 多為長期午後低熱、伴有倦怠、乏力、夜間盜汗、體重減輕、咳嗽咳痰、咯血、胸痛、氣急。

2. 病灶急劇進展擴散時，出現高熱。女性患者會有月經不調、易激惹、心悸、面頰潮紅等。

3. 中重度肺結核，患側呼吸音減低，觸診震顫增強，叩診呈濁音。

耳穴療法

1. 貼壓療法

【取穴】結核點、肺、內分泌、皮質下（圖 3-11）。

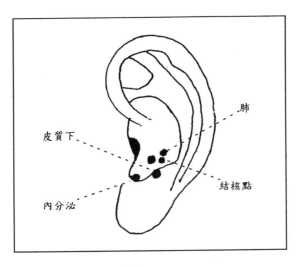

皮質下

內分泌

肺

結核點

圖 3-11

【方法】以王不留行籽，貼壓上述穴位，左右耳交替，隔日 1 次，每 10 次為一療程。需連續治療 5～15 個療程。

【療效】用此法治療肺結核，有明顯的治療效果。

2. 耳針療法

【取穴】結核點、肺、皮質下、腎上腺（圖 3-12）。

【方法】用毫針中強刺激上述穴位，隔日 1 次，每 10 次為 1 療程。需治療 3 個療程以上。

【療效】據朱用偉等報導，用此法治療肺結核 31 例，23 例顯效，5 例好轉，1 例有效，2 例無效。

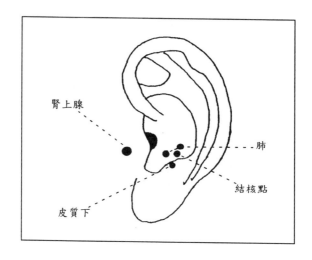

腎上腺

肺

結核點

皮質下

圖 3－12

七、細菌性痢疾

本病是由痢疾桿菌引起的急性腸道傳染病，簡稱為菌痢。主要借染菌的食物、飲水等經口感染，好發於夏秋季，男女老幼普遍易感。以結腸化膿性炎症為主要病變，並伴有全身中毒症狀。屬於中醫學「腸澼」「滯下」和「痢疾」範疇。

診斷要點

1. 發熱、腹痛、腹瀉日十餘次至數十次，裡急後重、膿血黏液便、左下腹壓痛等。

2. 嚴重者會出現脫水、極度衰竭、四肢厥冷、意

識模糊、譫妄或驚厥、血壓下降以至休克。

耳穴療法

1. 貼壓療法

【取穴】大腸、三焦、腎上腺、內分泌（圖3-13）。

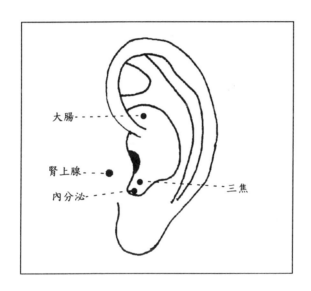

圖3-13

【方法】以王不留行籽貼壓上述穴位，每日按壓3～6次，以有脹痛為宜，兩耳交替，隔日治療1次。

【療效】據方忠全報導，用此法治療痢疾，能迅速有效地控制高熱、腹痛、下痢等症狀，大便培養也隨之

轉為陰性，簡便有效。

2. 耳針療法

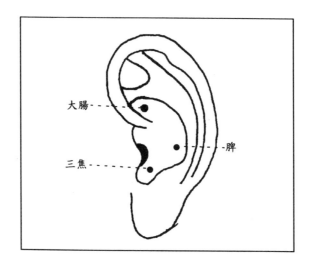

大腸

脾

三焦

圖 3-14

【取穴】大腸、脾、三焦（圖3-14）。

【方法】用毫針強刺激上述穴位，每天1～2次，連續3～7天。

【療效】用此法治療細菌性痢疾，能較快地控制症狀，使病症好轉。

八、便　秘

本病指大便次數減少和糞便乾燥難解。可以是其他許多疾病的一個伴見症狀，也可以視為一個獨立的

疾病。影響排便的因素很多，其中重要者有進食過少、食物過於精細而少粗纖維、腸道梗阻、結腸張力過低、乙狀結腸過度的和不規則的痙攣性收縮，以及腹肌、胸肌、肛提肌及腸壁平滑肌收縮減弱等。本病屬中醫學「便秘」或「大便難」「腸結」的範疇。

診斷要點

1. 排便費力，糞便乾結，2～3天排便1次。

2. 伴有腹痛、腹脹、食慾差、噁心、疲乏無力、頭痛、眩暈、口苦、失眠等症狀。

3. 可在降結腸和乙狀結腸部位觸及糞便及痙攣的腸段。

耳穴療法

1. **貼壓療法**

【取穴】大腸、便秘點、直腸下段、交感、三焦（圖3-15）。

【方法】用王不留行籽貼壓上述穴位，每日按壓所貼穴位3～4次，每次按壓1分鐘，雙耳交替進行，每週治療2次。5次為1療程。

【療效】據張慶平報導，用此法治療便秘58例，痊癒者34例，顯效11例，無效13例，總有效率為72%。

2. 耳針療法

【取穴】大腸、便秘點、皮質下、內分泌（圖3-16）。

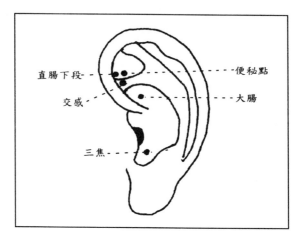

圖 3-15

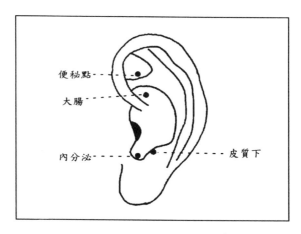

圖 3-16

【方法】用毫針強刺激上述穴位，間歇行針，留針1～2小時，每日1次。

【療效】據《上海中醫藥雜誌》1988；(3)：25黎成箴報導，用此法治療500例，顯效185例，有效183例，改善96例，總有效率為92.8％。

九、急性腸炎

本病是指各種原因引起的急性或慢性腸壁黏膜的炎性病變。多是由細菌、病毒、霉菌、腸寄生蟲等原因引起的急性腸道傳染性炎症。屬於中醫學「泄瀉」「霍亂」範疇。

診斷要點

1. 發病急，突然發生腹痛、腹瀉，大便呈水樣，一日數次至數十次，或吐瀉交作，常伴全身發熱。

2. 常有外感和飲食不潔史。

耳穴療法

1. 貼壓療法

【取穴】大腸、小腸、賁門、脾、幽門、交感、止瀉（圖3-17）。

【方法】以王不留行籽貼壓上述穴位，每日按壓所貼穴位3～6次，以有脹痛為宜，兩耳交替，隔日治療

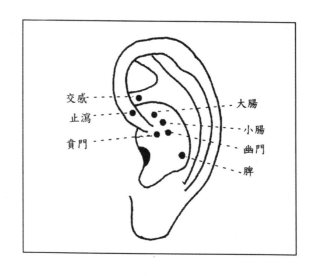

交感 --- ---- 大腸
止瀉 --- ---- 小腸
賁門 --- ---- 幽門
　　　　　　脾

圖 3-17

1 次。

　　【療效】據《湖北中醫雜誌》1985；(5)：51 吳德秀
報導，用此法治療 50 例，一般 1～2 次即可收效。

　　2. 耳針療法

　　【取穴】大腸、小腸、交感、屏尖（圖 3-18）。

　　【方法】用毫針強刺激後，留針 20～30 分鐘，每
日 1～2 次。7 日為 1 療程。

　　【療效】據《遼寧中醫》1981；(4)：46 謝國生報
導，用此法治療 1 個療程即可取得較好的效果。

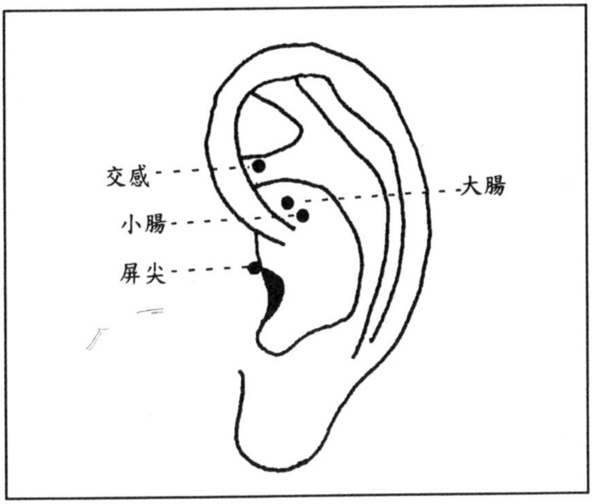

圖 3-18

十、慢性胃炎

本病指胃黏膜的炎症，可以是彌漫性的，也可局限於胃底、胃體或胃竇部。造成本病的原因可能與吞入胃內的細菌或毒素對胃的長期刺激、煙酒嗜好及不良飲食習慣、長期服用對胃有刺激的藥物、胃酸缺乏、幽門螺旋桿菌、免疫因素等有關。慢性胃炎屬於中醫學的「嘔吐」「反胃」「胃痛」「痞滿」等症的範疇。

診斷要點

1. 中上腹不適或脹痛或飽悶，進食後可加重，發作多無節律性。

2. 伴噯氣且有異味。嚴重萎縮性胃炎可能伴有貧血、腹瀉。

耳穴療法

1. 貼壓療法

【取穴】胃、幽門、交感、脾、皮質下、神門、肝（圖 3-19）。

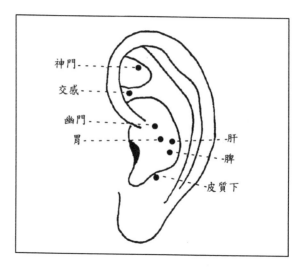

神門
交感
幽門
胃
肝
脾
皮質下

圖 3-19

【方法】用王不留行籽貼壓上述穴位，每日按壓所貼穴位 2～3 次，以感覺脹痛為宜。3 日更換 1 次，10 次為 1 療程。休息 1 週後再進行下一療程。

【療效】據報導，用此法治療，連貼 3 次，胃痛

基本消失，療效明顯。

2. 耳針療法

【取穴】胃、三焦、熱穴、交感（圖3-20）。

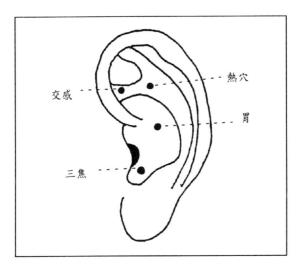

交感

熱穴

胃

三焦

圖 3-20

【方法】疼痛劇烈時用強刺激，疼痛緩解時用輕刺激，間歇行針，留針 20～30 分鐘，隔日或每日 1 次。

【療效】據《耳針療法》載，針灸耳穴治療此病，有一定療效。可配合其他方法進行綜合治療。

十一、病毒性心肌炎

本病是指由病毒感染所致的心肌炎性病變。可由多種消化道和呼吸道病毒引起，本病患者發病前常有上呼

吸道和腸道感染病史。兒童及青年多見。本病相當於中醫學「驚悸」「怔忡」等範疇。

診斷要點

1. 發病前 1～3 週常有上呼吸道或消化道病毒感染、發熱不適、咳嗽、咽痛、腹瀉、皮疹等症狀。

2. 輕者症狀不明顯，但多有胸悶、胸痛、心悸、乏力、頭暈、噁心等。重者出現氣急、紫紺、昏厥甚至休克、心衰等表現。

耳穴療法

1. 貼壓療法

【取穴】心、心房、小腸、神門、心臟點、腎上腺（圖 3-21）。

【方法】用牛黃消炎丸貼壓上述穴位，每日按壓所貼穴位 2～3 次，以感覺脹痛為宜。隔日 1 次，10 次為 1 療程。

【療效】據尉遲靜報導，用此法治療 11 例，其中房性早搏 2 例，治療 10 次後早搏消失；一度房室傳導阻滯 7 例，治療 10 次，恢復正常者 6 例，較前縮短尚未正常者 1 例；結性早搏 2 例，14 次後早搏消失，有效率為 100%。

2. 耳針療法

【取穴】心、心房、心臟點、神門、耳尖（圖3-22）。

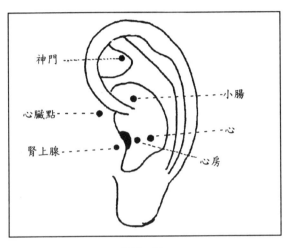

圖 3-21

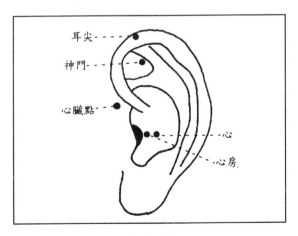

圖 3-22

【方法】用毫針強刺激，然後留針 20～30 分鐘，隔日 1 次。

【療效】據報導，用此法治療 9 例，7 例早搏基本消失，1 例早搏消失，1 例無效。

十二、腎盂腎炎

腎盂腎炎是一側或兩側腎盂和腎實質受非特異性細菌直接侵襲而引起的最常見的泌尿系統疾病，一般常伴有輸尿管、膀胱及尿道炎症。本病屬於中醫學的「淋症」「腰痛」「癃閉」範疇。

診斷要點

1. 發熱、腰痛、排尿異常、尿頻、尿急、尿痛，偶有肉眼血尿或膿尿。
2. 腎區有叩痛。

耳穴療法

1. 貼壓療法

【取穴】腎、三焦、膀胱（圖 3-23）。

【方法】用防風通聖丸貼壓上述穴位，每日按壓 3～6 次，以感覺脹痛為宜。隔日 1 次，7 次為 1 療程。

【療效】據李定義報導，用此法治療 15 例，11 例好轉，1 例基本治癒，3 例顯效，有效率為 100%。

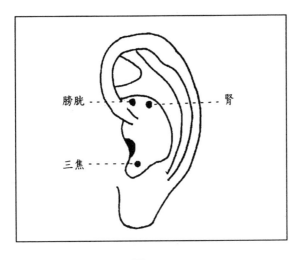

膀胱 ---

腎

三焦 ---

圖 3-23

2. 耳針療法

【取穴】腎、內分泌、膀胱、腎上腺（圖3-24）。

【方法】用毫針強刺激上述穴位，然後留針15～30分鐘。隔日1次。

【療效】據《耳穴療法》載，用此法治療腎盂腎炎有效率為90.5%。

十三、病毒性肝炎

本病是由A型、B型、C型、D型、E型肝炎病毒所致的以肝炎為主的全身性傳染病，具有傳染性強、傳播途徑複雜、流行面廣泛、發病率較高等特點。其主要病變為肝細胞變性、壞死及肝臟間質炎性浸潤。急性肝

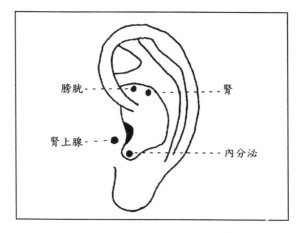

膀胱　　　　　　　　　　　　腎

腎上腺　　　　　　　　　　　内分泌

圖 3-24

炎病人大多在 6 個月內恢復，B 型、C 型和 D 型肝炎易變為慢性，少數人發展為肝硬化，極少數呈重症。本病屬於中醫「黃疸」「脅痛」「鬱症」「積聚」「臌脹」等病症範疇。

診斷要點

1. 有與肝炎患者密切接觸史。

2. 主要表現為乏力、食慾減退、噁心、嘔吐、肝腫大及肝功能損害，部分病人可有黃疸和發熱。

耳穴療法

1. 貼壓療法

【取穴】肝、膽、三焦、神門（圖 3-25）。

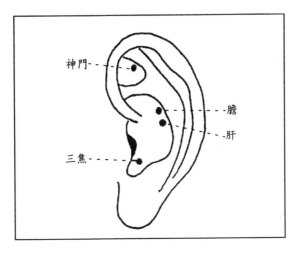

圖 3-25

【方法】用王不留行籽貼壓上述穴位，每日按壓所貼穴位 2～3 次，以脹痛為宜。隔日 1 次，7 次為 1 療程。

【療效】據《中國針灸》1989；(3)：11 報導，用此法治療 A 型肝炎 18 例，1 月內治癒率為 88.9%，總有效率為 94.6%，療效明顯優於單純服中藥組。

2. 耳針療法

【取穴】肝、膽、腎上腺、脾、皮質下（圖3-26）。

【方法】針刺雙耳，中等刺激，每日或隔日 1 次，留針 1 小時，10 次為 1 療程。

【療效】據朱月偉等報導，用此法治療急性肝炎，有效率為 95%。

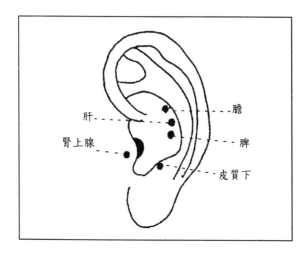

肝 - - -
膽

腎上腺 - - -
脾

皮質下

圖 3-26

十四、高血壓症

高血壓病又稱原發性高血壓，是以動脈血壓升高，尤其是舒張壓持續升高為特點的全身性、慢性血管疾病。病因尚未明確，可能引起動脈、腦、心、腎等器官的病變。多在 40 歲以上發病，女性絕經期前低於男性，之後高於男性。本病相當於中醫學的「眩暈」「頭痛」等範疇。

診斷要點

1. 早期多無症狀，常在體檢時才發現血壓升高。

2. 有時出現頭痛、頭暈、耳鳴、健忘、失眠、乏

力、心悸等，症狀輕重與血壓高低不成比例。

3．多次不同時間測量血壓，成年人收縮壓≥
21.3KPa（160mmHg）及舒張壓≥12.6KPa（95mmHg），
且能排除症狀性高血壓。

耳穴療法

1．貼壓療法

【取穴】降壓溝、降壓點、肝、皮質下、高血壓點
（圖3-27）。

【方法】用膠布、王不留行籽貼壓上述穴位，兩日
換籽1次，12次為1療程，連續治療兩個療程。

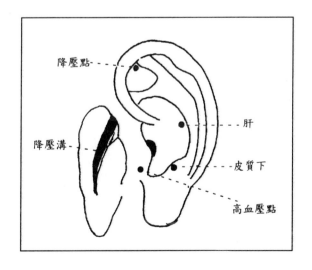

圖3-27

【療效】據《河北中醫》1988；(6)：15 王金茹報導，用此法治療 16 例 I 期病人，治療 1 個療程後均降到正常，顯效率為 100%。

2. 耳針療法

【取穴】降壓溝、降壓點、心、神門、肝、耳尖、高血壓點（圖 3-28）。

【方法】中等刺激，留針 30 分鐘，每日 1 次。

【療效】據《上海針灸雜誌》1988；(3)：48 尤文君報導，用此法治療 33 例，顯效 16 例，好轉 10 例，無效 7 例。

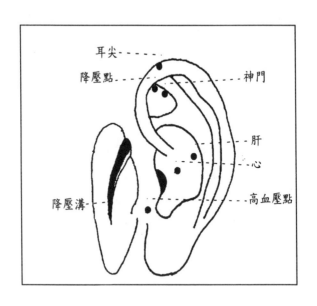

圖 3-28

十五、頭　痛

頭痛是最常見的臨床症狀之一，原因很多，多數是由五官科疾病、各種急慢性傳染病、高血壓、貧血、神經衰弱等疾病所引起。其他如腦瘤、腦炎、腦膜炎、腦出血、腦震盪等病也能引起頭痛。

診斷要點

頭痛是臨床常見的症狀，凡以頭痛為主症者，即可診斷為頭痛。

耳穴療法

1. 貼壓療法

【取穴】神門、額、枕、太陽、皮質下、腎上腺（圖 3-29）。

【方法】用膠布、王不留行籽貼壓上述耳穴上，每穴按壓 1～2 分鐘，每日按壓 3～5 次，3 日更換 1 次，兩耳交替進行，5 次為 1 療程。

【療效】據《中國針灸》1987；(2)：8 劉心蓮報導，用此法治療 43 例，18 例治癒，24 例有效，無效 1 例。總有效率為 97.67%。

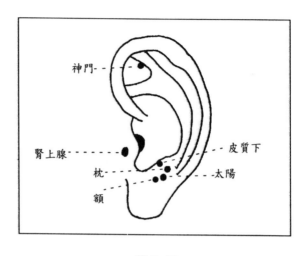

圖 3-29

2. 耳針療法

【耳穴】腎上腺、耳尖、脾、太陽、降壓溝、高血壓點（圖 3-30）。

【方法】用毫針中等刺激，留針 30～60 分鐘，10 次為 1 療程。

【療效】據《上海針灸雜誌》1988；(2)：27 沈壯英報導，用此法治療 43 例，痊癒 18 例，顯效 20 例，好轉 3 例，無效 2 例。

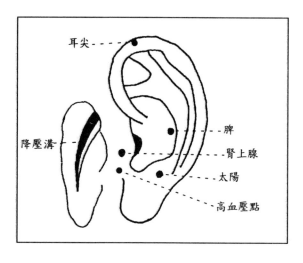

圖 3-30

十六、眩　暈

　　本病是目眩與頭暈的總稱。目眩即眼花或眼前發黑，視物模糊，頭暈即感覺自身或外界影物旋轉，站立不穩。二者常同時並見，故稱為眩暈。

　　可見於多種疾病，如耳性眩暈、腦性眩暈及某些顱內占位性疾病、感染性疾病及變態反應性疾病、癲癇。其他原因的眩暈，如高血壓、低血壓、陣發性心動過速、房室傳導阻滯、貧血、中毒性眩暈、眼源性眩暈、頭部外傷後眩暈、神經官能症以及以眩暈為主要表現者，也屬本病範疇。

診斷要點

1. 主要根據目眩、頭暈等臨床表現，患者眼花或眼前發黑，視外界景物旋轉動搖不定或自覺頭身動搖，如坐車舟。

2. 伴有或兼見耳鳴、耳聾、噁心、嘔吐、汗出、怠懈、肢體震顫等症狀。

耳穴療法

1. 貼壓療法

【取穴】神門、腦、皮質下、止暈點、暈點、眼、降壓點（圖3-31）。

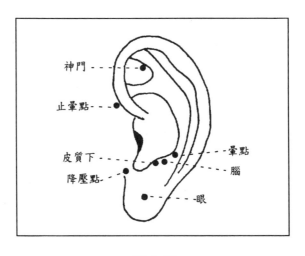

圖 3-31

【方法】取米粒大小冰片塊放在膠布中間進行貼壓上述穴位，兩耳交替，3日更換1次。4次為1療程。

【療效】據孫國章等報導，用此法治療77例，治癒53例，好轉22例，無效2例。

2. 耳針療法

【取穴】皮質下、止暈點、暈點、肝、脾、腎（圖3-32）。

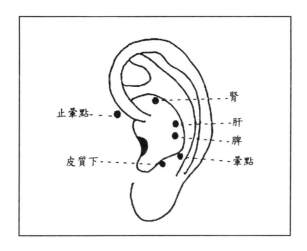

止暈點 - - - -

皮質下 - - - - -

腎
肝
脾
暈點

圖 3-32

【方法】用毫針中等刺激，每日或隔日1次，留針1小時，10次為1療程。

【療效】據吳錫坤報導，用此法治療14例，痊癒6例，顯效2例，有效4例，無效2例，總有效率為5.71%。

十七、失　眠

　　失眠也稱不寐，是以不易入睡為主要表現的一種病症。失眠症狀不一，輕者入睡困難，或寐而不酣，時眠時醒，醒後不易再入睡，嚴重者整夜不能入睡。

診斷要點

　　本病主要特徵為不寐或失眠，不易入睡或睡而易醒。

耳穴療法

1. 貼壓療法

【取穴】神門、枕、額、皮質下、催眠穴（圖3-

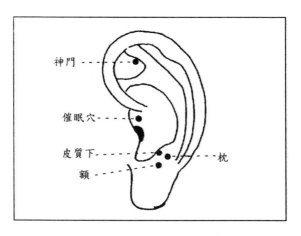

神門

催眠穴

皮質下

枕

額

圖 3-33

33）。

【方法】把酸棗仁分成兩半，用膠布黏酸棗仁，貼壓上述耳穴上，每穴按壓 1 分鐘，每日按壓 3～6 次，兩耳交替，3 日更換 1 次，10 次為 1 療程。

【療效】據王曉鳴報導，用此法治療 30 例，顯效 9 例，19 例好轉，2 例無效。

2. 耳針療法

【取穴】神門、枕、皮質下、心、腎、肝、脾（圖 3-34）。

【方法】用毫針中等刺激，留針 60 分鐘，每日或隔日 1 次。10 次為 1 療程。

【療效】據楊葦報導，用此法治療 34 例，治癒 25

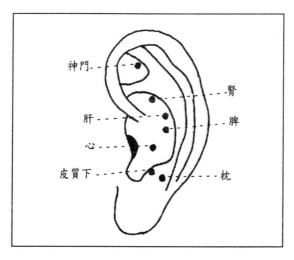

神門　腎　肝　脾　心　皮質下　枕

圖 3-34

例，好轉 9 例，總有效率為 100%。

十八、神經衰弱

本病是一種由精神因素引起的神經機能暫時失調的疾病。臨床表現為頭暈、頭痛、失眠、多夢、健忘、心悸、憂慮、注意力不集中等。

診斷要點

1. 要詳細詢問患者的生活、工作情況及精神狀態。

2. 仔細進行體格檢查和實驗室有關檢查，以排除器質性疾病。

3. 應與早期精神分裂症相區別。

耳穴療法

1. 貼壓療法

【取穴】神門、心、腎、皮質下、神經衰弱點（圖3-35）。

【方法】用王不留行籽貼壓上述穴位，每穴按壓1～2分鐘，每日按壓 3～5 次，3 日更換 1 次。兩耳交替進行，10 次為 1 療程。

【療效】據報導，用此法治療 15 例，8 例顯效，7例好轉，總有效率為 100%。

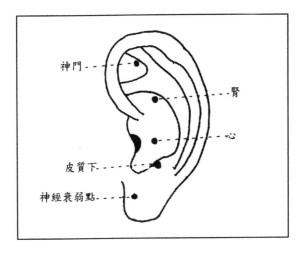

圖 3-35

2. 耳針療法

【取穴】心、脾、神門、皮質下、神經衰弱點（圖 3-36）。

【方法】用毫針施以較重刺激，留針 30 分鐘，每日 1 次，10 次為 1 療程。

【療效】據楊葦、劉瑞珍報導，用此法治療 100 例，57 例顯效，有效 38 例，無效 5 例，總有效率為 95%。

十九、肥胖症

肥胖是由人體脂肪積聚過多所致。當進食熱量超過人體消耗量，多餘的物質主要轉化為脂肪，儲存於

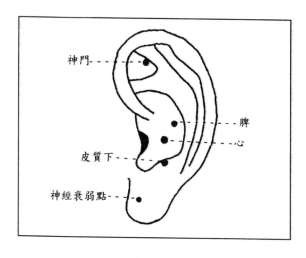

圖 3-36

體內，使體重超過正常體重 20%者，稱為肥胖。

　肥胖可分為單純性肥胖和繼發性肥胖兩大類。大多數肥胖者為單純性肥胖，除表現為肥胖外，並不伴有顯著的神經或內分泌系形態及功能變化，但伴有代謝調節過程的障礙。繼發性肥胖常在其他疾病的基礎上發生，除肥胖表現外，還有其他相應疾病的表現。

診斷要點

　1. 可發生在任何年齡，但40歲以上者占多數。女性發病率較高，尤其停經後。

　2. 單純性肥胖輕者可能無症狀；重者出現頭暈、頭痛、氣短多汗、體困神疲、腹脹便秘、不耐炎熱、情

緒抑鬱、性功能減退等症狀。

耳穴療法

1. 貼壓療法

【取穴】脾、胃、大腸、饑點、內分泌（圖3-37）。

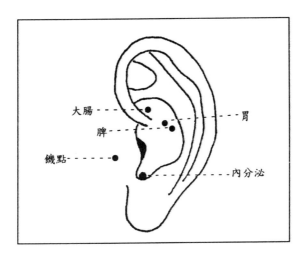

大腸
脾
饑點
胃
內分泌

圖 3-37

【方法】用王不留行籽貼壓上述穴位，每穴按壓
3～4分鐘，每日按壓3～6次，兩耳交替進行，每2日
更換1次，7次為1療程。

【療效】據陳廣升報導，用此法治療23例，顯效
15例，好轉8例，總有效率為100%。

2. 耳針療法

【取穴】脾、胃、大腸（圖 3-38）。

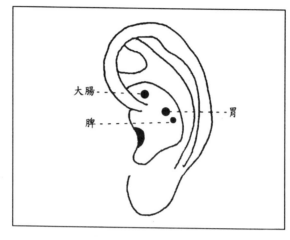

大腸
脾
胃

圖 3-38

【方法】用毫針中等刺激，留針 20～30 分鐘，每日或隔日 1 次。7 次為 1 療程。

【療效】據殷克敬報導，用此法治療 19 例，痊癒 6 例，顯效 11 例，好轉 2 例，總有效率為 100％。

二十、糖尿病

糖尿病是由於體內胰島素分泌的絕對或相對不足而引起以糖代謝紊亂為主的全身性疾病。主要臨床表現為多飲、多食、多尿、消瘦，還可能伴有蛋白質、脂肪代謝相繼紊亂，尤以脂肪代謝紊亂而引起酮症酸中毒、失水、昏迷等常見。本病多發生於中年以後，

男性發病率略高於女生。糖尿病屬於中醫學的「消渴」範疇。

診斷要點

    1. 多尿：每日尿量在 3000ml 以上。尿次也增多。

    2. 多飲：飲水量與失水量大致相當。口渴。

    3. 多食：饑餓貪食，食量特大，次數增多，倘若食慾突然下降，應警惕酮中毒或其他合併症。

    4. 消瘦：體重減輕。

耳穴療法

    1. 貼壓療法

    【取穴】胰、肺、內分泌、渴點、饑點（圖3-39）。

    【方法】用王不留行籽貼壓上述穴位，每穴按壓 2～3 分鐘，每日按壓 3～4 次，兩耳交替，3 日更換 1 次。7 次為 1 療程。

    【療效】據楊金榮報導，用此法治療 70 例，顯效 14 例，好轉 38 例，無效 18 例，總有效率為 74.3%。

    2. 耳針療法

    【取穴】腎、膀胱、胰、內分泌（圖3-40）。

    【方法】用毫針輕刺激，留針 30 分鐘，隔日施針 1 次。

    【療效】據張慶萍報導，用此法治療 147 例，有效

□神奇耳穴療法 下篇

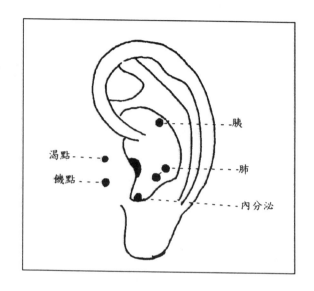

圖 3-39

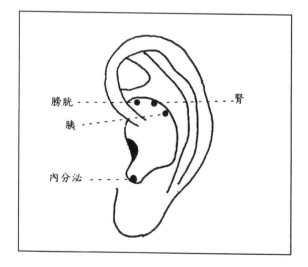

圖 3-40

95 例，顯效 25 例，無效 27 例。

二十一、陽　痿

陽痿是男性生殖器痿弱不用、不能勃起或勃起不堅、不能完成房事的一種病症。多屬中樞神經共濟失調所致的神經衰弱，與神經官能症往往互為因果，與精神因素關係密切。

診斷要點

凡男子青壯年時期，陰莖萎縮不能勃起，臨房不舉或舉而不堅，均可診斷為陽痿。

耳穴療法

1. **貼壓療法**

【取穴】腎、外生殖器、內生殖器、睪丸、內分泌（圖 3-41）。

【方法】用王不留行籽貼壓上述穴位，每穴按壓 2～3 分鐘，每日按壓 3～6 次，兩耳交替進行，3 日更換 1 次。7 次為 1 療程。

【療效】據報導，用此法治療 32 例，顯效 18 例，好轉 11 例，無效 3 例。

2. **耳針療法**

【取穴】腎、外生殖器、內生殖器、神門、膀胱、

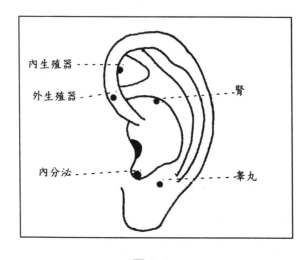

圖 3-41

內分泌（圖 3-42）。

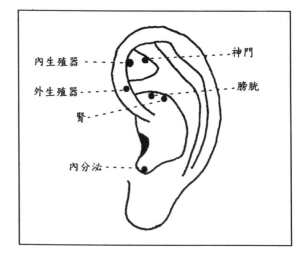

圖 3-42

【方法】用毫針中等刺激，留針 5～15 分鐘，每日或隔日 1 次。

【療效】據孫志海報導，用此法治療 42 例，顯效 24 例，好轉 17 例，無效 1 例。

二十二、遺　精

遺精，是指以不因性交而精液自行泄出的病症為主的一種疾病。多因腎虛封藏不固或濕熱下擾精室所致。其中有夢而遺精的名為「夢遺」，無夢而遺精，甚至清醒時精液流出的名為「滑精」，此為遺精的兩種輕重不同的症候。

診斷要點

1. 主要依據是每週 2 次以上或 1 日數次在睡夢中發生遺精，或在清醒時精自滑出。

2. 臨床伴有頭昏、耳鳴、精神萎靡、腰酸、腿軟等症狀。

耳穴療法

1. 貼壓療法

【取穴】腎、肝、心、神門、膀胱、腎上腺（圖 3-43）。

【方法】用王不留行籽貼壓耳穴，每穴按壓 1～3

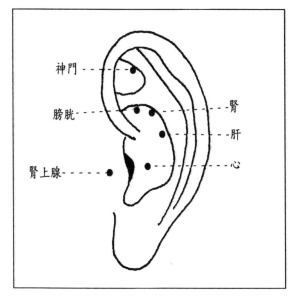

圖 3-43

分鐘，每日按壓 3～6 次，3 日更換 1 次，5 次為 1 療程。

【療效】據李月萍報導，用此法治療 25 例，13 例顯效，10 例好轉，2 例無效。

2. 耳針療法

【取穴】腎、腎上腺、皮質下、膀胱、三焦（圖3-44）。

【方法】用毫針，輕刺激，留針 30 分鐘，每日 1 次。7 次為 1 療程。

【療效】據張新華、杜傳濤報導，用此法治療 56

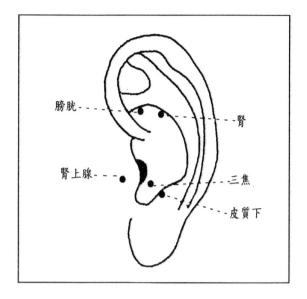

膀胱

腎

腎上腺

三焦

皮質下

圖 3-44

例，顯效 23 例，有效 14 例，好轉 17 例，2 例無效。

二十三、流行性腮腺炎

　　本病是由腮腺炎病毒引起的急性呼吸道傳染病。好發於兒童，以冬春季較多，借飛沫和密切接觸傳染。一次患病可獲得持久免疫。腮腺非化膿性炎症為本病的病理特徵，頜下腺及其他腺體如睪丸、卵巢、胰腺、乳腺、胸腺、甲狀腺等也可受累，致使臨床上有多種表現。中醫稱其為「痄腮」等。

診斷要點

1. 起病較急，有發熱、發痛、咽痛、全身不適等。

2. 一側或雙側腮腺非化膿性腫痛，以耳垂為中心，表面不紅，邊緣不清，觸之有彈性感及輕度壓痛。

耳穴療法

1. 貼壓療法

【取穴】腮腺、膀胱、腎上腺、睾丸（圖3-45）。

【方法】用王不留行籽貼壓上述耳穴，每穴按壓

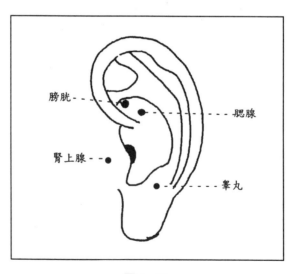

膀胱

腮腺

腎上腺

睾丸

圖3-45

1～2分鐘，每日按壓3次，隔日1次。

【療效】據《中國針灸》1988；(1)：7宋國榮報導用此法治療100例，治癒率達100%。最少治療1次，最多治療5次。

2. 耳針療法

【取穴】腮腺、腎上腺、睪丸（圖3-46）。

【方法】細針淺刺，手法宜強，留針。反覆行針，每日1次。

【功效】據《耳穴療法》報導，用此法治36例，均癒。總治癒率為100%。

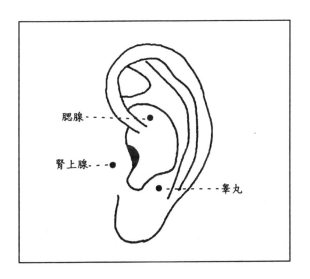

腮腺----

腎上腺----

----睪丸

圖3-46

二十四、三叉神經痛

三叉神經痛，是指三叉神經分布區內反覆發作的陣發性短暫劇烈疼痛，不伴三叉神經功能破壞。常於 40 歲後起病，女性較多。原發性者病因不明，繼發性者由面部腫瘤、炎症及腦血管病等引起。本病在中醫學中稱為「頜痛」、「面痛」等。

診斷要點

1. 為驟然發作的劇烈疼痛，嚴格限於三叉神經感覺支配區內，通常以上頜支或下頜支多見，多累及一側，疼痛如刀割或電擊，常伴同側面部肌肉抽搐。

2. 每次發作僅數秒鐘或 1～2 分鐘。去來突然。

3. 隨著病程進展，發作間隔期越來越短。

4. 常因說話、咀嚼、刷牙、洗臉等觸碰面部「觸發點」而誘發。

耳穴療法

1. 貼壓療法

【取穴】上頜、下頜、面頰、神門、皮質下（圖 3 - 47）。

【方法】用王不留行籽貼壓上述穴位，每穴按揉 1～3 分鐘，每日按揉 3 次，隔日換貼 1 次，貼單耳，4

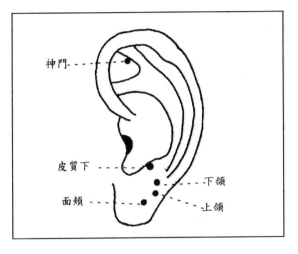

神門

皮質下

面頰

下頜

上頜

圖 3-47

次為 1 療程。

【功效】據王尚武、李曉雲報導，用此法治療 18 例，6 例顯效，6 例好轉，4 例有效，2 例無效。

2. 耳針療法

【取穴】神門、交感、面頰（圖 3-48）。

【方法】強刺激，留針 30 分鐘，每隔 5 分鐘捻針 1 次。

【療效】據李秋聲報導，用此法治療 50 例，顯效 39 例，好轉 8 例，2 例有效，1 例無效，總有效率為 98%。

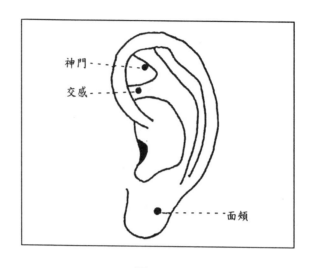

圖 3-48

二十五、面神經炎

面神經炎是莖乳突孔內面神經的急性非化膿性炎症，以引起同側的周圍性面神經麻痹為特徵。本病確切病因未明，部分患者因著涼或頭面受冷風吹拂後發病。任何年齡均可能發病，但以青壯年多見。本病中醫學稱為「口喎」「卒口僻」「口眼喎斜」等。

診斷要點

1. 突然起病，往往在晨起洗漱時發現口角漏水或進食時食物存積於齒頰間。

2. 有的起病前同側耳區或面部疼痛。

3. 病側閉目不全，淚液外溢，皺額、鼻唇溝平坦，嘴歪向健側，面部運動時，患側向健側的牽引更為明顯，鼓腮、吹口哨不能，舌前 2／3 障礙。

耳穴療法

1. 貼壓療法

【取穴】口、眼、肝、腎、面頰區、皮質下（圖3-49）。

【方法】用白芥籽或冰片塊貼壓上述耳穴，每天自行按揉 3～4 次，以有酸痛為宜，隔日治療 1 次，10 次為 1 療程。兩耳交替治療。

【療效】據吳錫坤報告，用此法治療 2 例，痊癒 1

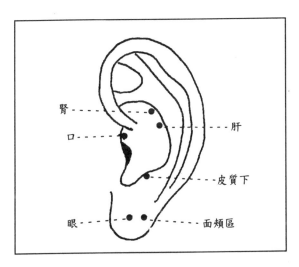

腎　肝　口　皮質下　眼　面頰區

圖 3-49

例，無效 1 例，總有效率為 50%。

2. 耳針療法

【取穴】面頰區、腎上腺、肝、膀胱（圖 3-50）。

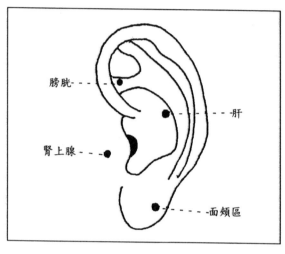

膀胱

肝

腎上腺

面頰區

圖 3-50

【方法】用強刺激手法，留針 30～60 分鐘，隔天 1
次。

【療效】據常海玲報告，用此法治療 34 例，治癒
8 例，顯效 21 例，好轉 3 例，2 例無效。

二十六、坐骨神經痛

坐骨神經痛是指坐骨神經通路及其分布區的疼痛，
是周圍神經的常見疾病。其病因複雜，目前還不很明

確，根性者以腰椎間盤突出最多見，常發生在腰 5～骶 1 或腰 4～腰 5 的椎間盤；乾性者可能因骶髂關節炎、盆腔內腫瘤、妊娠子宮壓迫、髖關節炎、臀部外傷、臀肌注射位置不當以及糖尿病等引起。本病屬於中醫「痹症」的範疇。

診斷要點

1. 根性坐骨神經痛：多急性或亞急性起病。開始常有下背部酸痛或腰部僵硬不適感，疼痛自腰部向一側臀部及大腿後側、膕窩、小腿外側和足放射；呈燒灼樣或刀割樣痛，在持續性基礎上有陣發性加劇，夜間更甚。咳嗽、打噴嚏、彎腰、大便時疼痛加劇；病側下肢徵屈或健側臥位均可減輕疼痛。

2. 乾性坐骨神經痛：多亞急性或慢性起病。疼痛主要沿坐骨神經通路，腰部不適不明顯。坐骨孔點、轉子點、膕點、腓點、腓腸肌點、踝點等處壓痛明顯，其他與根性坐骨神經痛相同。

耳穴療法

1. 貼壓療法

【取穴】坐骨神經痛點、臀、脾、交感（圖 3 - 51）。

【方法】用王不留行籽貼壓上述穴位，每穴按壓

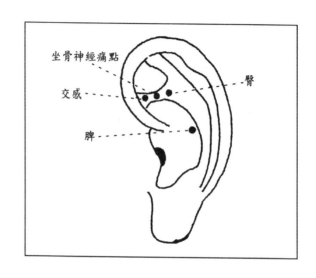

坐骨神經痛點

交感

臀

脾

圖 3-51

1～2分鐘，每日按壓3～4次，隔日1換，兩耳交替進行，7次為1療程。

【療效】據劉占坤報告，用此法治療4例，均有好轉。

2. 耳針療法

【取穴】坐骨神經點、肝、交感、神門（圖3-52）。

【方法】毫針強刺激，每次快速捻轉2～3分鐘，停捻5分鐘，再行第二次捻轉，捻轉時令患者活動患部。每日1次。

【療效】據有關報告，此法對本病有一定療效，可起到緩解症狀的作用。

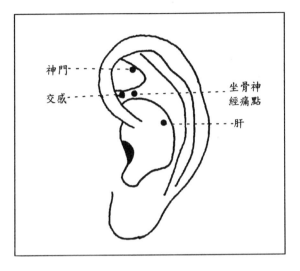

神門

交感

坐骨神
經痛點

肝

圖 3-52

二十七、類風濕關節炎

本病是以慢性對稱性多關節炎為主的一種全身性疾病,多發生於青壯年女性。其臨床特點是慢性進行性對稱性小關節疼痛,晨僵,早期具游走性,關節軟組織呈梭形腫脹,漸致關節僵硬畸形、強直、功能障礙,可有紅、腫、熱現象,伴咀嚼疼痛。本病相當於中醫學中「痹症」範疇。

診斷要點

1. 前驅症狀:起病緩慢,先有幾週到幾個月的疲

倦乏力，體重減輕，低熱，手足麻木等。

2. **關節症狀**：早期對稱性手、足小關節、腕、踝關節腫痛為主，指間及掌指關節梭形腫大，大關節也可能受累。上述症狀以晨間明顯，活動後減輕，稱為晨僵。經反覆發作後，導致關節畸形，固定，功能障礙。

3. **關節外表現**：結節大小不等，常出現關節隆突及經常受壓部位等。

耳穴療法

1. 貼壓療法

【取穴】交感、神門、脾、腎、肝相應部位（圖3-53）。

【方法】用王不留行籽貼壓上述耳穴，每穴按壓1～3分鐘，每日按壓3～4次，兩耳交替隔日1換，10次為1療程。

【療效】據有關資料報告，用此法治療本病，有明顯療效，效果較好，但必須配合藥物及其他療法。

2. 耳針療法

【取穴】腎上腺、交感、脾相應部位（圖3-54）。

【方法】用毫針強刺激，留針15～30分鐘，每日1次。

【療效】據張又珍報告，用此法配合藥物治療本病37例，顯效15例，好轉17例，有效3例，無效2例。

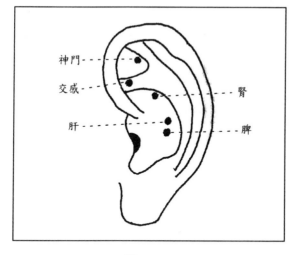

神門
交感
肝
腎
脾

圖 3-53

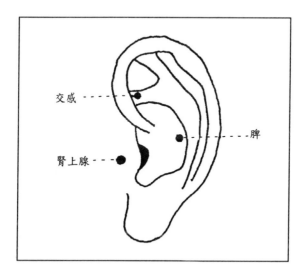

交感
脾
腎上腺

圖 3-54

第二節　外科疾病

一、急性腰扭傷

急性腰扭傷又稱為「閃腰」。多因活動姿勢不正確，或用力過猛、失當等所致的軟組織及有關組織的損傷。輕者僅有不同程度撕裂傷，嚴重的可能導致肌腱韌帶斷裂，腰部椎間盤脫出，或骨骼錯位，亦可能伴有小血管破裂。

診斷要點

1. 表現為受傷的腰部一側或兩側，在損傷後立即發生疼痛。

2. 靜止時疼痛較輕，活動時加重，在咳嗽、打噴嚏時掣疼加劇。

3. 體檢時，疼痛部位肌肉緊強，壓痛明顯，尤以牽身痛更加顯著，但無震痛。若挫傷可見皮膚紫斑，嚴重時可能出現血腫。

耳穴療法

1. 貼壓療法

【取穴】肝、腎、腰椎、腰痛點、膀胱、腰骶

椎、神門（圖 3-55）。

【方法】用王不留行籽、關節止痛膏剪成小方塊，貼壓上述穴位，然後按壓所貼穴位至發熱、充血，每日按壓 3～4 次，兩耳交替進行，3 日 1 換。

【療效】據沈志忠報告，用此法治療 36 例，總有效率為 94.2%。

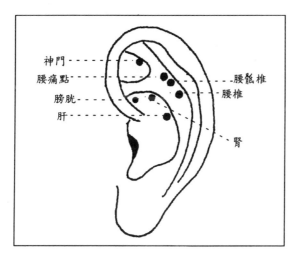

圖 3-55

2. 耳針療法

【取穴】腰、神門、肝（圖 3-56）。

【方法】毫針強刺激，捻轉片刻後，留針 15～20 分鐘，每日 1 次。

【療效】據《雲南中醫學院學報》1988；(2)：37，

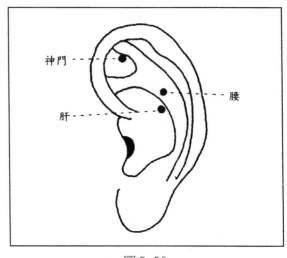

神門

肝

腰

圖 3-56

李尊桂報導，用此法治療本病，治癒率為 98%。

二、落　枕

　　落枕也稱失枕，是由於睡眠姿勢不當或受風而導致以頸項強直酸痛不適、轉動不靈為特點的病症。相當於現代醫學的頸部軟組織損傷。

診斷要點

　　1. 睡前無任何症狀，晨起後感到頸項強直，俯臥轉動不自如，並向一側歪斜而加重。

　　2. 頸肌緊張，壓痛廣泛。

　　3. 排除頸椎關節半脫位等。

耳穴療法

1. 貼壓療法

【取穴】頸、神門、皮質下（圖3-57）。

【方法】用王不留行籽、活血止痛膏或傷濕止痛

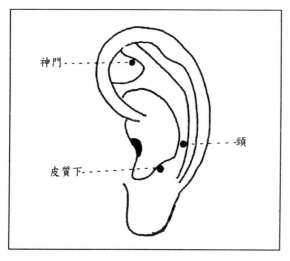

神門

頸

皮質下

圖3-57

膏，貼壓上述穴位，每穴按壓有脹痛感，每日按壓3～4次，隔日1換。

【療效】據李忠奇報導，用此法治療本病73例，均1～2次治癒，取得滿意的治療效果。

2. 耳針療法

【取穴】頸椎、交感、神門（圖3-58）。

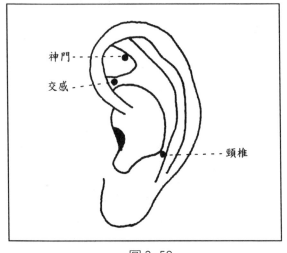

神門

交感

頸椎

圖 3-58

【方法】強刺激，留針 20～30 分鐘，每日 1 次。

【療效】據有關資料報告，用此法治療本病，治癒率為 100%。

三、痔　瘡

痔瘡是指直腸末端黏膜下和肛管皮下的靜脈叢發生擴大曲張，所形成柔軟的靜脈團。根據臨床症狀不同分內痔、外痔、混合痔。臨床以便血、疼痛、腫脹為特點。

診斷要點

1. 首先在排除直腸癌和直腸息肉的情況下，根據

症狀，見便血時可考慮本病。

2. 出血呈便前滴血或便後出血，繼發貧血，肛門有紫紅色腫物突出，腫脹疼痛，甚則腫物脫出，不易回納。

耳穴療法

1. 貼壓療法

【取穴】交感、神門、大腸、肺、皮質下、肛門（圖 3-59）。

【方法】用雲苔籽貼壓在上述耳穴上，反覆按壓有脹痛為宜，每日按壓 4～5 次，隔日換貼另一耳。

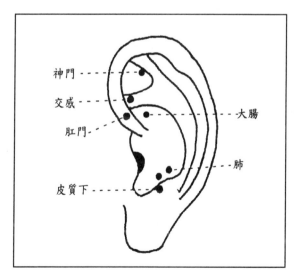

圖 3-59

【療效】據沈懷忠報導，用此法治療痔瘡45例，貼3次癒者9人；4次癒者11人，5次癒者8人，8次癒者12人，10次而癒者4人，無效1人。

2. 耳針療法

【耳穴】直腸下段、三焦、交感、大腸（圖3-60）。

【方法】毫針中等刺激，留針20～30分鐘，每日1次。

【療效】據《中國針灸》1987；(5)：32 李懷仁報導，用此法治療53例，總有效率為96.3%。

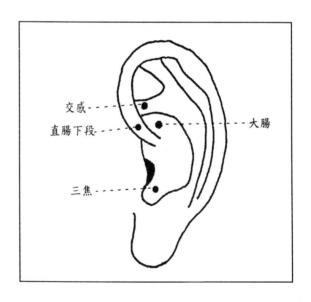

交感
直腸下段
大腸
三焦

圖3-60

四、尿石症

尿石症包括腎結石、輸尿管結石和尿道結石。以老年人和 10 歲以下的兒童為多見，由於結石對尿道的刺激，可引起血尿、疼痛等症狀，本病屬於中醫學「石淋」範疇。

診斷要點

1. 多見於老年人或 10 歲以下男童。

2. 終末血尿為其主要症狀，伴尿頻、尿急、尿痛或排尿困難、尿流中斷、尿出小石等。

耳穴療法

1. 貼壓療法

【取穴】腎、膀胱、輸尿管、尿道、三焦、外生殖器、交感、皮質下、腎上腺、鬆肌點（圖 3-61）。

【方法】用王不留行籽、麝香虎骨膏貼壓上述耳穴，每週貼 2～3 次，左右耳輪換貼壓，併用手指按壓，以脹痛為宜，可配合運動，每日自行跳躍 3 次以上，每次不少於 200 跳。

【療效】據《吉林中醫藥》1986；(4)：15 王炳恆報導，用此法治療 41 例，21 例排石，最大結石 0.7 × 1.0 公分，其中 11 例 X 線腹部平片或 B 超，提示結石陰影

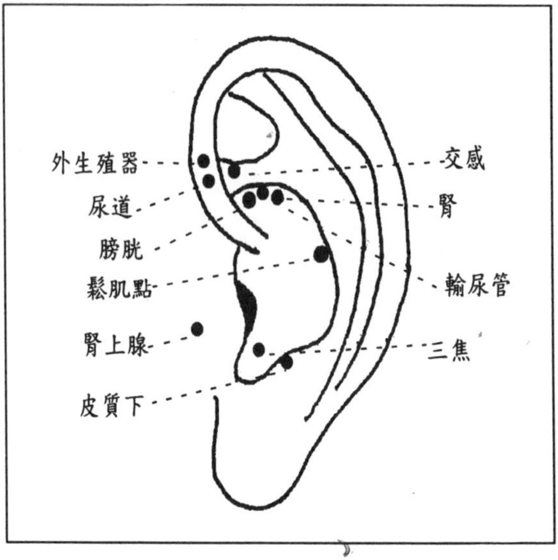
外生殖器
尿道
膀胱
鬆肌點
腎上腺
皮質下
交感
腎
輸尿管
三焦

圖 3-61

消失；10 例部分排出砂石，無效 10 例。

2. 耳針療法

【取穴】腎、膀胱、輸尿管、三焦（圖 3-62）。

【方法】毫針強刺激，留針 30 分鐘，每日 1～2 次。

【療效】據報導，用此法治療 16 例，治癒 7 例，顯效 6 例，無效 3 例。

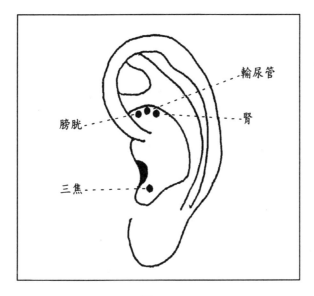

輸尿管

腎

膀胱

三焦

圖 3-62

第三節　皮膚科疾病

一、接觸性皮炎

本病也叫毒性皮炎，是皮膚或黏膜接觸外界刺激物或者接觸引起變態反應的物質，發生的一種急性炎症。屬於中醫學「漆瘡」、「膏藥風」的範疇。

診療要點

1. 病前多有明確的接觸史，在接觸部位發生境界

清楚的皮膚炎症，可由輕度的紅斑到嚴重的大疱壞死，一般以紅腫、丘疹、水疱為主。

　　2. 皮損多局限於接觸部，但有時因搔抓而將接觸物帶到身體其他部位，而發生相似的皮疹，或因機體敏感性過高，皮疹也可能泛發到全身。

　　3. 如病因去除，一般經過1～2週病情好轉，炎症消退而癒。

耳穴療法

　　1. 貼壓療法

　　【取穴】蕁麻疹區、肺、皮質下、內分泌、腎上腺（圖3-63）。

　　【方法】用王不留行籽、膚疾寧貼膏貼壓上述穴位，每穴按壓1～2分鐘，每日按壓2～3次，3日更換1次，3次為1療程。

　　【療效】據朱義超報導，用此法治療33例，治癒20例，好轉11例，2例無效。

　　2. 耳針療法

　　【取穴】蕁麻疹區、皮質下、腎上腺、三焦（圖3-64）。

　　【方法】用毫針中等刺激，留針30分鐘，每日1～2次。

　　【療效】據王建華報告，用此法治療30例，17例

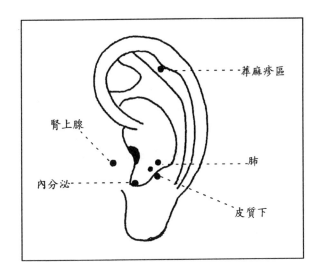

圖 3-63

□神奇耳穴療法　下篇

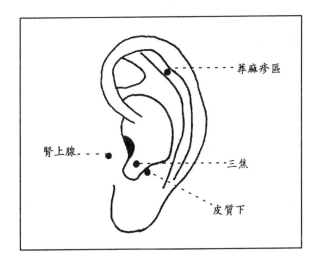

圖 3-64

痊癒，10 例好轉，3 例無效，總有效率為 90%。

二、蕁麻疹

本病是由於皮膚黏膜小血管擴張及滲透性增加而出現的一種局限性水腫反應。病因複雜，不易查明。臨床以紅色或白色風團為主要皮損特徵。屬於中醫學的「癮疹」、「風痦瘰」範疇。

診斷要點

1. 常先有皮膚瘙癢，隨即出現紅色或白色風團，風團大小形態不一，發生部位不定。

2. 風團持續數分鐘至數小時，可自行消退，不留痕跡。

3. 部分患者皮膚畫痕試驗陽性。

4. 自覺皮膚瘙癢及灼熱感，嚴重者可能伴全身症狀，如高熱、頭痛、哮喘、喉頭水腫、噁心、嘔吐、腹痛、腹瀉等。

耳穴療法

1. 貼壓療法

【取穴】神門、蕁麻疹區、內分泌、腎上腺（圖 3-65）。

【方法】用半粒綠豆，鼓面對穴，貼壓上述耳穴

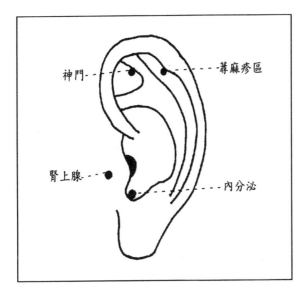

圖 3-65

上，每日按壓 3～4 次，以痛脹為宜。3 日換藥 1 次。

【療效】據王尚雲報告，用此法治療 20 例，痊癒 13 例，好轉 6 例，無效 1 例，總有效率為 95%。

2. 耳針療法

【取穴】肺、過敏區、蕁麻疹點、腎上腺（圖 3-66）。

【方法】用毫針刺上述穴位，用瀉法。

【療效】據《陝西中醫》1982；(1)：18 劉福信報導，用此法治療 15 例，全部治癒，治癒率為 100%。

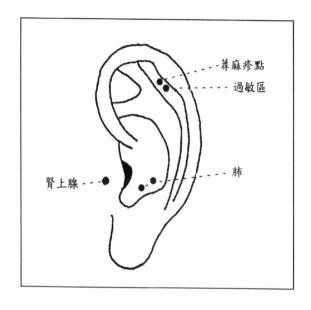

圖 3-66

三、帶狀疱疹

帶狀疱疹係由水痘──帶狀疱疹病毒所致，其臨床特點為數個簇集水疱群，排列成帶狀，沿周圍神經分布，常為單側性，伴有神經痛。相當於中醫的「纏腰火丹」、「蛇串疱」，俗稱「串腰龍」。

診斷要點

1. 發病前有輕度發熱，全身不適，食慾不振等前驅症狀。

2. 局部皮膚有灼熱感、感覺過敏和神經痛，繼而出現皮膚潮紅，出現粟粒至綠豆大丘疱疹，迅速變為水疱，不相融合，或密集成群。

3. 皮疹沿神經分布，單側發疹，一般不超過體表正中線，多呈不規則帶狀分布。

4. 多在春季發病。

耳穴療法

1. 貼壓療法

【取穴】肝、膽、神門、腎上腺、皮質下（圖3-67）。

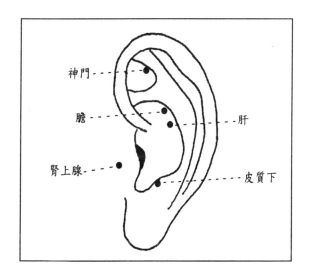

圖 3-67

【方法】用牛黃消炎丸貼壓上述耳穴，每穴按壓3～10分鐘，每日按壓3～5次。隔日1次，兩耳交替進行。

【療效】據單為國報告，用此法治療6例，痊癒2例，有效3例，無效1例。

2. 耳穴療法

【取穴】肝、皮質下、腎上腺、交感（圖3-68）。

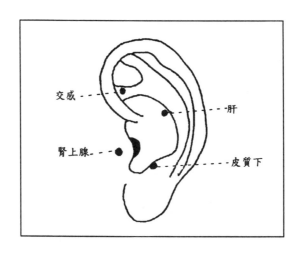

圖 3-68

【方法】毫針強刺激，留針30分鐘，每日1次。

【療效】據《江西中醫藥》1988；(5)：60報導，用此法治療本病，有效率100%。

四、扁平疣

本病為常見病毒性贅生物，好發於青年人的顏面、手背和前臂，呈針頭至黃豆大的扁平丘疹。中醫稱為「扁瘊」。

診斷要點

1. 針頭至黃豆大扁平丘疹，表面光滑，境界清楚，質堅實，灰褐或正常皮色，播種狀或條索分布，可相互融合。

2. 好發於青年人的顏面、手背、前臂等部位。

3. 一般無自覺症狀。

4. 皮疹逐漸增多，病程緩慢，可自行消退，癒後仍可能復發。

耳穴療法

1. 貼壓療法

【取穴】大腸、內分泌、皮質下、腦點、神門（圖3-69）。

【方法】用王不留行籽貼壓上述穴位，每穴按壓脹痛為宜，每日按壓 3～4 次，3 日更換治療 1 次。兩耳交替進行。

【療效】據段聖東報導，用此法治療本病有一定的

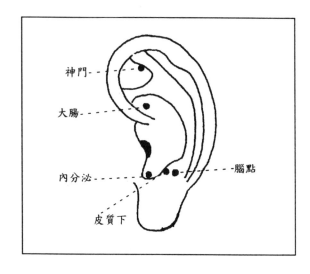

圖 3-69

□神奇耳穴療法　下篇

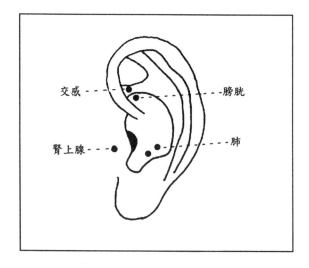

圖 3-70

治療效果。

2. 耳針療法

【取穴】肺、膀胱、交感、腎上腺（圖3-70）。

【方法】用毫針刺上述穴位，每日1次。

【療效】據《中國針灸》1983；(3)：35王正坤報導，用此法治療102例，痊癒75例，好轉17例，無效10例，有效率為90%。

第四節　婦科疾病

一、月經不調

本病是指月經失去正常規律性，期、量、色、質等發生異常變化。現代醫學的排卵性功能失調性子宮出血、子宮肌瘤、生殖道炎症和計劃生育措施等所致的月經紊亂，均屬本病範疇。

診斷要點

1. 月經期提前或錯後7天以上，為月經先期或後期。

2. 月經週期或前或後沒有規律，為月經先後不定期。

3. 月經量或多或少，為月經過多或過少。

4. 色、質改變常與經期、經量異常同時發生。

耳穴療法

1. 貼壓療法

【取穴】子宮、內分泌、卵巢（圖3-71）。

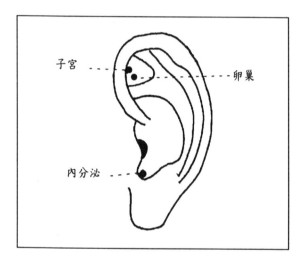

子宮

卵巢

內分泌

圖3-71

【方法】用菟絲籽貼壓上述穴位，每穴按壓3～5分鐘，每日按壓3～4次，隔日1換，兩耳交替進行，10次為1療程。

【療效】據王長青報告，用此法治療30例，16例痊癒，13例好轉，無效1例。

2. 耳針療法

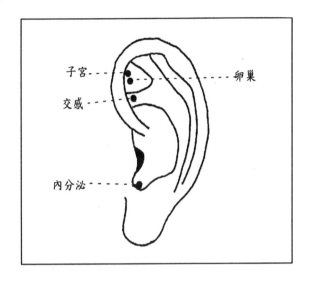

子宮----・・ ・----卵巢

交感----・・

內分泌----・・

圖 3-72

【取穴】子宮、內分泌、卵巢、交感（圖3-72）。

【方法】用毫針刺上述穴位，每日1～2次。

【療效】據沈家舉報告，用此法治療本病，有效率為92%。

二、痛　經

婦女正值經期或行經前後發生，以小腹疼痛為主，或痛引腰骶，甚至昏厥，影響正常工作和生活稱為痛經。

診斷要點

1. 經期或行經前後小腹疼痛，甚則劇痛難忍，常伴有面色蒼白、冷汗淋漓、噁心、嘔吐、四肢厥冷等症。

2. 經期有情感不舒、冒雨涉水、感寒飲冷或久坐、臥濕地病史。

3. 有關婦科檢查排除子宮內膜異位症、炎症、子宮肌瘤及內生殖器異常等器質性病變。

耳穴療法

1. 貼壓療法

【取穴】子宮、肝、膽、內分泌、腎上腺、降壓溝、耳迷根（圖3-73）。

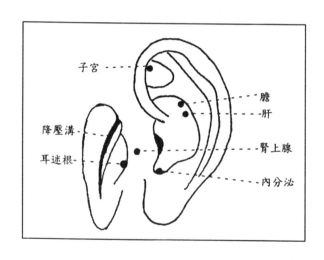

圖 3-73

【方法】用王不留行籽貼壓上述穴位，每穴按壓1～2分鐘，每日按壓3～4次。

【療效】據洪玉峰報導，用此法治療16例，顯效8例，好轉5例，有效2例，無效1例。

2. 耳針療法

【取穴】子宮、肝、膽、神門、內分泌（圖3-74）。

【方法】用毫針刺達軟骨為宜，留針15～30分鐘。每日1次。

【療效】據《湖北中醫雜誌》1986；(6)：44劉青雲報導，用此法治療30例，顯效21例，好轉8例，無效1例。

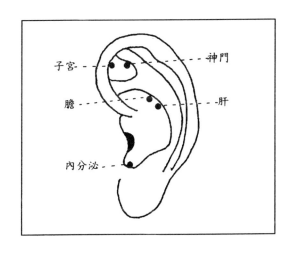

圖 3-74

三、閉　經

凡年滿 18 歲月經尚未初潮，或行經後又中斷三個月以上者，稱為閉經。

診斷要點

1. 女子年逾 18 周歲，月經未至或正常月經週期建立後，又停經三個月以上。

2. 有失血、多產、產勞、七情所傷、感受寒濕等病史。

3. 有關婦科檢查，排除生理性停經及早孕。

耳穴療法

1. 貼壓療法

【取穴】子宮、卵巢、心、脾、血液點、內分泌（圖 3-75）。

【方法】用王不留行籽貼壓上述穴位，每穴按壓 1～2 分鐘，每日按壓 3～4 次。隔日更換 1 次，7 次為 1 療程。

【療效】據《新疆中醫藥》1988；(2)：42 趙光報導，用此法治療 40 例，38 例有效，2 例無效。

2. 耳針療法

【取穴】子宮、卵巢、內分泌、皮質下、腦點、膀

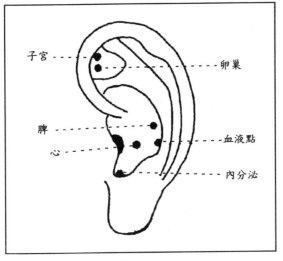

子宮　　　　　　　　　卵巢

脾　　　　　　　　　　血液點

心

　　　　　　　　　　　內分泌

圖 3-75

□神奇耳穴療法　下篇

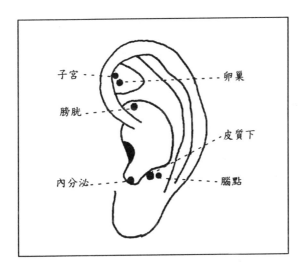

子宮　　　　　　　　　卵巢

膀胱

　　　　　　　　　　　皮質下

內分泌　　　　　　　　腦點

圖 3-76

胱（圖 3-76）。

【方法】用毫針刺激上述穴位，每日 1～2 次。

【療效】據報導用此法治療閉經，有效率為 85%。

四、功能性子宮出血

本病又稱功能失調性月經紊亂，簡稱功血。是內分泌調節系統的功能失常所導致月經的紊亂和出血異常，而生殖系統無器質性病變，是一種常見的婦科疾病。本病屬於中醫學的「崩漏」和「月經不調」範疇。

診斷要點

1. 無排卵功血。無規律性的子宮出血，多數月經週期不正常，短則十多天，長則幾個月，經期少則 1～2 天，多則 2～3 週，甚則數月不止，經量多少不定。

2. 有排卵功血。月經週期規律，但週期縮短，月經頻發，或有經前點滴出血和經血過多。

3. 體徵。盆腔檢查無明顯異常，子宮正常大小或略飽滿，或質偏軟。

耳穴療法

1. 貼壓療法

【取穴】子宮、卵巢、輸尿管、腎、盆腔（圖 3-77）。

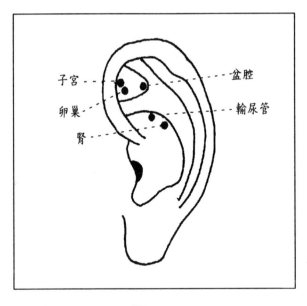

子宮
卵巢
腎
盆腔
輸尿管

圖 3-77

【方法】用菜籽貼壓上述穴位，每穴按壓 1～2 分鐘，每日按壓 3～4 次，每 3 日更換 1 次，7 次為 1 療程。

【療法】據高天祥報告，用此法治療 20 例，治癒 18 例，2 例無效。

2. 耳針療法

【取穴】子宮、內分泌、卵巢（圖 3-78）。

【方法】用毫針強刺激，每日 1 次。

【療效】據仁德義報告，用此法治療 17 例，8 例治癒，7 例好轉，2 例無效。

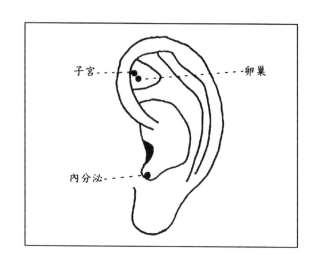

圖 3-78

五、產後少乳

產後或哺乳期乳汁甚少或全無，稱為缺乳，也稱
「乳汁不行」或「乳汁不足」。多因身體虛弱、氣血不
足或肝鬱氣滯所致。相當於現代醫學的「乳汁減少」。

診斷要點

乳汁減少或全無，乳房柔軟，不脹不痛，伴局部紅
腫為特徵。

耳穴療法

1. 貼壓療法

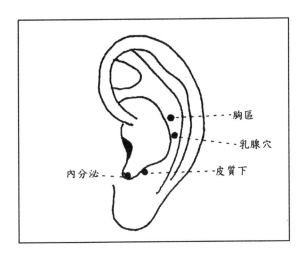

圖 3-79

【取穴】胸區、乳腺穴、內分泌、皮質下（圖3-79）。

【方法】用王不留行籽貼壓在上述穴位上，每穴按壓1～2分鐘，每日按壓3～4次，隔日1換。

【療效】據高蘭榮報導，用此法治療12例，治癒7例，有效3例，無效2例。

2. 耳針療法

【取穴】胸區、乳腺區、心、胃、脾、內分泌（圖3-80）。

【方法】用毫針強刺激上述穴位，每日1次。

【療效】據報導，用此法治療13例，7例痊癒，5例好轉，1例無效。

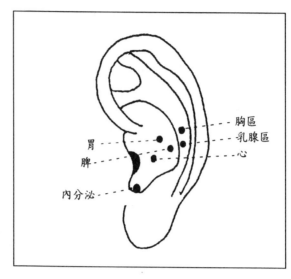

胸區
乳腺區
心
胃
脾
內分泌

圖 3-80

第五節　兒科疾病

一、小兒腹瀉

　　本病又稱小兒腸炎。它包括細菌、病毒所致感染或不明原因感染的腹瀉。細菌和病毒感染後，造成腸管脹氣，腸黏膜充血及卡他性炎症。偶見回腸下段和盲腸出現囊樣積氣。本病夏秋季發病最高，多在 2 歲以下發病，屬於中醫學「泄瀉」範疇。

診斷要點

1. 大便次數增多，甚則日達十餘次，呈淡黃或黃綠色。

2. 夾有少量黏液，帶酸味，伴有嘔吐或易嘔，食慾減退。

3. 體重略下降，偶有低熱。

耳穴療法

1. 貼壓療法

【取穴】大腸、小腸、肺、胃、三焦（圖3-81）。

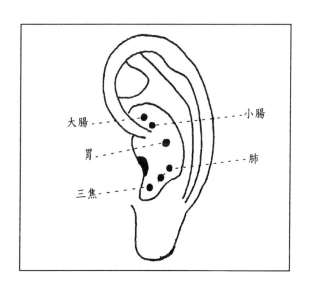

大腸
小腸
胃
肺
三焦

圖 3-81

【方法】用王不留行籽貼壓上述耳穴，每3日更換1次，左右兩耳交替進行。

【療效】據孫正政報導，用此法治療35例，31例痊癒，2例顯效，1例無效，總有效率為97.2%。

2. 耳針療法

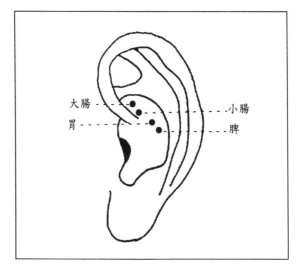

圖3-82

【取穴】大腸、小腸、脾、胃（圖3-82）。

【方法】用毫針刺激上述穴位，每日1次。

【療效】據報導，用此法治療12例，8例痊癒，3例好轉，1例無效。

二、小兒遺尿

本病是指 3 歲以後夜晚不能從睡覺中醒來而自覺排尿的一種病症，又稱為夜尿症。本病多與大腦皮質下中樞及大腦皮質的功能失調有關，部分患兒有遺傳家族史，少數患兒可能因器質性病變所致。此病多見於 10 歲以下兒童。屬於中醫學「遺尿」、「尿床」範疇。

診斷要點

1. 患兒大多在夜間一定的時間，自行排尿，醒後方覺。

2. 有的每晚都遺，甚則一夜遺尿數次，有的 3～5 日一次，有的一月犯 1～2 次。

耳穴療法

1. **貼壓療法**

【取穴】膀胱、腎、內分泌、尿道（圖 3-83）。

【方法】用王不留行籽貼壓上述穴位，隔日 1 次，兩耳交替進行。

【療效】據《江蘇中醫雜誌》1985；(7)：3 丁育德報導，用此法治療 17 例均獲得較為理想的療效。

2. **耳針療法**

【取穴】膀胱、腎、尿道、腦點、神門、內分泌

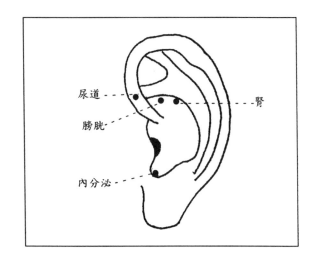

圖 3-83

□神奇耳穴療法 下篇

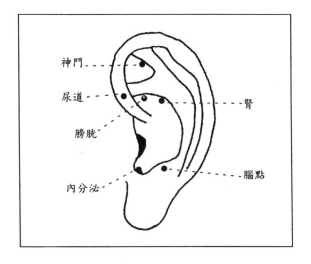

圖 3-84

（圖 3-84）。

【方法】用毫針輕刺激上述穴位，留針 15～30 分鐘，每日 1 次。

【療效】據《中醫藥學報》1987；(4)：32 郭長青報導，用此法治療此病收到明顯好轉的效果。

三、小兒厭食症

本病是指小兒除其他急慢性疾病外的較長時期的食慾不振或減退，甚至拒食的一種病症。目前認為不良的飲食習慣和生活習慣、強烈的精神刺激及微量元素的缺乏，是引起本病的主要原因。

本病多見於 1～6 歲兒童，且以城市為主。屬於中醫學「惡食」「傷食」等症範疇。

診斷要點

1. 以厭食為主訴，大便或乾或稀，皮膚乾燥，毛髮稀黃、枯乾或發育不良。

2. 一般心率、血壓無變化，精神尚可。

耳穴療法

1. 貼壓療法

【取穴】脾、胃、皮質下、胰膽（圖 3-85）。

【方法】用萊服籽貼壓上述穴位，每日按壓所貼穴

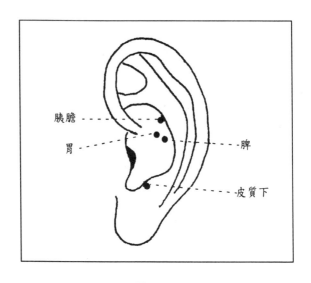

圖 3-85

位 2～3 次，每次 5 ～10 分鐘，3 日 1 換。

　　【療效】據李奇報導，用此法治療 13 例，好轉 7 例，痊癒 6 例。

　　2. 耳針療法

　　【取穴】脾、胃、神門、大腸（圖 3-86）。

　　【方法】用毫針輕刺激上述穴位，留針 15～30 分鐘，每日 1 次。

　　【療效】據宋峰報導，用此法治療本病，有效率為 100%。

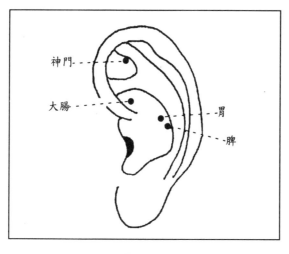

圖 3-86

四、兒童多動症

本病為輕微腦功能障礙綜合症。是一種常見的兒童行為障礙綜合症。發病兒童其智力多屬正常、接近正常或高於正常。

診斷要點

1. 多表現為過度的運動性活動，注意力不集中，不能抑制自己的行為和衝動。

2. 在校學生多感到學習困難，學習成績較差。

3. 生活中或行動不受拘束，有罵人惡習。

耳穴療法

1. 貼壓療法

【取穴】腎、皮質下、腦幹、興奮點（圖3-87）。

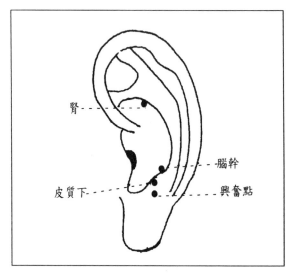

腎

腦幹

皮質下　　　　　興奮點

圖 3-87

【方法】用王不留行籽貼壓上述穴位，用手指每日按壓所貼穴位 1～2 分鐘，每日 2～3 次。

【療效】據袁詩頌報導，用此法治療本病總有效率為 79.7%。

2. 耳針療法

【取穴】心、膽、腎、腦幹、興奮點（圖3-88）。

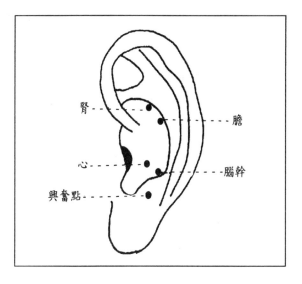

圖 3-88

【方法】用毫針輕刺激上穴，留針 15～30 分鐘，每日 1 次。

【療效】用此法治療本病 64 例，顯效 15 例，有效 36 例，無效 13 例。

第六節 五官科疾病

一、近視眼

本病是指眼的調節靜止時，平行光線經屈光系統後，成像在視網膜之前的屈光狀態。其表現為 5 公尺以

外的平行光線,經過屈折在視網膜前形成焦點,到達視網膜上形成一彌散光環,因此,物像模糊不清。而來自近處的光線,為分散光線,當光線來自該眼遠點時,經眼屈折後恰好在視網膜上形成焦點,故對近距離物體能獲得清晰圖像。

診斷要點

1. 症狀:遠視力不良,近視力正常。

2. 體徵:輕度和中度近視眼外觀多無異常改變。高度近視和中度近視外觀可似眼球突出狀。前房較深,瞳孔較大。

耳穴療法

1. **貼壓療法**

【取穴】心、肝、腎、眼、目1、目2、新眼點(圖3-89)。

【方法】用王不留行籽貼壓上述穴位,3日更換1次,3～5次為1個療程。

【療效】據葉秀英、楊金榮、周玉冰等報導,用此法治療517例,痊癒17例,顯效66例,有效304例,無效130例,總有效率為75%。

2. **耳針療法**

【取穴】眼、目1、目2、心、肝、內分泌(圖3-

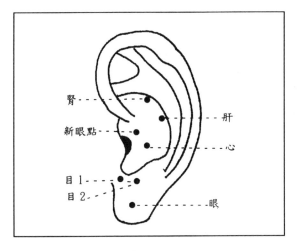

腎
新眼點
肝
心
目 1
目 2
眼

圖 3-89

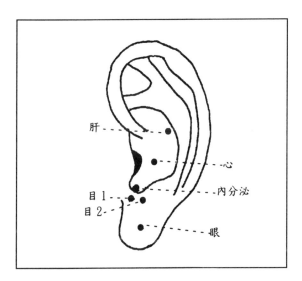

肝
心
內分泌
目 1
目 2
眼

圖 3-90

90）。

【方法】用毫針輕刺激上述穴位，每日 1 次。

【療效】據段桂芹報導，用此法治療 485 例，痊癒率為 12.4%，顯效率為 17.6%，好轉率為 46.7%，無效率為 23.3%，總有效率為 76.7%。

二、眼結膜炎

本病是由細菌感染結膜所致。可引起結膜充血、組織水腫、炎症細胞浸潤滲出。結膜囊有膿性或黏液膿性滲出分泌物。多在春夏季發病，傳播迅速，發病急速。中醫稱為「暴發火眼」或「紅眼」。

診斷要點

1. 症狀：輕者眼有異物感，瘙癢不適。重者眼瞼沉重、灼熱。兩者均以午後為重。

2. 體徵：輕者瞼及穹窿結膜充血，血管赤紅呈網狀，球結膜周邊充血及少量黏液性分泌物存留在結膜囊和內眦部。重者眼瞼腫脹充血，穹窿及瞼結膜充血水腫，一片赤紅，失去光澤，球結膜高度充血水腫，有時有小血點。

3. 本病多雙眼同時或先後發病，通常 3～4 天達高峰，約需兩週消退痊癒。

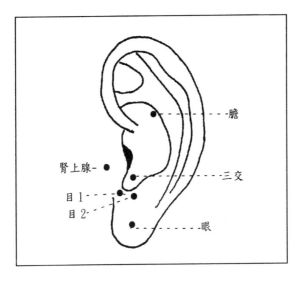

膽

腎上腺

三交

目1

目2

眼

圖 3-91

耳穴療法

1. 貼壓療法

【取穴】眼、目2、腎上腺、三交、膽、目1（圖 3-91）。

【方法】用牛黃消炎丸貼壓上述穴位，每穴按壓 5～10 分鐘，每日按壓 2～3 次。隔日治療 1 次。

【療效】據李明東報導，用此法治療 13 例，痊癒 5 例，顯效 4 例，有效 1 例，無效 2 例，總有效率為 76.9%。

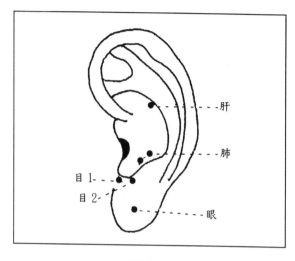

圖 3-92

2. 耳針療法

【取穴】眼、肝、肺、目 1、目 2（圖 3-92）。

【方法】用毫針輕刺激上述穴位，留針 2～5 分鐘，每日 1 次。

【療效】據《福建中醫藥》1985；(5)：16 詹昌平報導，用此法治療 10 例，治癒 8 例，好轉 2 例。

三、鼻出血

本病是臨床多種疾病的常見症狀，可單純由鼻部的病變引起，也可能是全身性疾病在鼻部的表現。鼻腔任何部位均可發生出血。本病中醫學稱為「鼻衄」。

診斷要點

1. **症狀**：局部疾患引起的鼻出血（除外傷外）多發生於單側，全身疾患引起者多為雙側交替或同時出血。動脈壓增高引起的鼻出血，多發生在凌晨，出血來勢凶猛，血量大，但又可自行停止。血液病引起的出血，多為雙側鼻腔彌漫性出血，量少勢緩。

2. **體徵**：多數鼻出血位於鼻中隔的前段，若鼻後方出血，口吐鮮血，表示蝶腭動脈破裂。鼻頂或中鼻甲前上方出血，表示篩前動脈破裂。如果出血部位在鼻中隔最前方或接近鼻底部，壓迫上唇則出血減少或停止，即表示上唇動脈破裂。

耳穴療法

1. **貼壓療法**

【取穴】內鼻、外鼻、脾、肺（圖3-93）。

【方法】用牛黃消炎丸貼壓上述穴位，兩耳交替，隔日1換，10次為1療程。

【療效】據陳學農報導，用此法治療7例，全部治癒。

2. **耳針療法**

【取穴】內鼻、外鼻、肺、胃、肝（圖3-94）。

【方法】用毫針輕刺激上述穴位，留針2～3分

□神奇耳穴療法　下篇

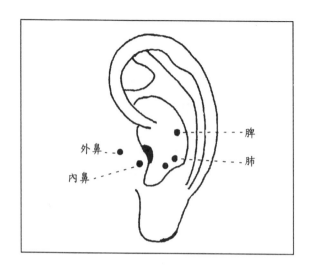

外鼻　　　　　　　　　　脾
內鼻　　　　　　　　　　肺

圖 3-93

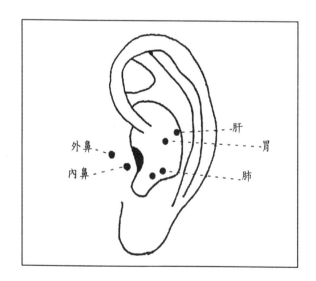

外鼻　　　　　　　　肝
　　　　　　　　　　胃
內鼻　　　　　　　　肺

圖 3-94

鐘，每日 1 次。

【療效】據彭大友報導，用此法治療 21 例，全部治癒，治癒率為 100%。

四、慢性鼻炎

本病是一種常見的鼻腔黏膜及黏膜下層的慢性炎症。以青少年為多見。其病因可由局部因素或全身因素和環境因素所致。本病屬於中醫學「鼻窒」的範疇。

診斷要點

1. 以鼻塞為主。

2. 鼻腔檢查，單純性鼻炎雙下甲呈暗紅色腫脹，用探針觸之柔軟而顯著凹陷，用血管收縮劑後收縮良好。肥厚性鼻炎下甲呈紫紅色桑葚樣增生，收縮不佳，觸診時下甲堅實而無凹陷。

耳穴療法

1. 貼壓療法

【取穴】內鼻、肺、腎上腺、額、脾（圖3-95）。

【方法】將綠豆分成兩半，用綠豆的光滑面，對準上述穴位，進行貼壓，每穴按壓 5～10 分鐘，每日按壓 3～5 次。3 日 1 換，10 次為 1 療程。

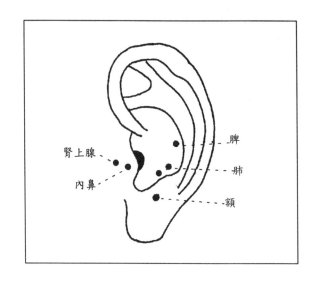

腎上腺

內鼻

脾

肺

額

圖 3-95

【療效】據張鳳英報導，用此法治療 6 例，治癒 5 例，好轉 1 例。

2. 耳針療法

【取穴】內鼻、肺、脾、膀胱（圖 3-96）。

【方法】用毫針輕刺激上述穴位，留針 5 分鐘。每日 1 次。

【療效】據《中國針灸》1989；(3)：54 蕭秀福報導，用此法治療 60 例，基本治癒 53 例，有效 5 例，無效 2 例。

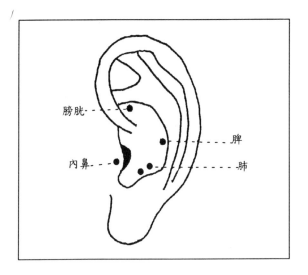

膀胱
脾
內鼻
肺

圖 3-96

五、牙 痛

本病是口腔中常見的症狀。一般多由齲齒（蛀牙）引起，遇冷、熱、酸、甜等刺激時加重。中醫學稱為「齒痛」或「牙齒痛」。

診斷要點

1. 引起本症的原因很多，所以必須詳細詢問病史。

2. 客觀檢查有無器質性的病理改變，如有無牙齦腫脹、齲洞、牙鬆動、頰溝腫脹及張口受限、叩痛的程度等。

耳穴療法

1. 貼壓療法

【取穴】面頰區、神門、牙痛點、止痛點、上頜、下頜、胃、腎（圖3-97）。

【方法】用牛黃消炎丸貼壓上述穴位，每穴按壓2～3分鐘，每日按壓2～3次，兩耳交替進行，隔日1次。

【療效】據陳廣東報導，用此法治療14例，顯效8例，有效4例，無效2例，總有效率為85.7%。

2. 耳針療法

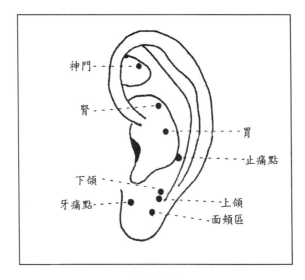

圖 3-97

【取穴】牙區、胃、神門、牙痛點、腎上腺（圖 3-98）。

【方法】用毫針強刺激上述穴位，留針 30 分鐘。

【療效】據《山東醫藥》1982；(1)：44 許慶立報導，用此法治療 55 例中 4 例無效，6 例療效不明顯，餘均有效。

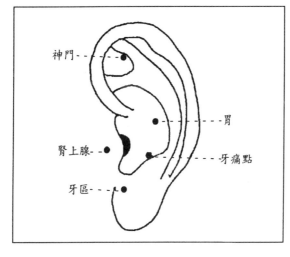

圖 3-98

六、急性扁桃體炎

本病是喉科常見疾病，多發於 10～30 歲之間的青年人，以春秋兩季為多見。中醫學稱為「乳蛾」「喉風」等。

診斷要點

1. 根據發病急、咽部急性充血、扁桃體腫大等，可以用作診斷。

2. 局部症狀：主要是咽喉疼痛，往往先起於一側，而後波及對側，吞咽、咳嗽時疼痛加重，甚則使吞咽困難，有時疼痛會放射至耳部。

3. 全身症狀：發病急、惡寒、高熱、頭痛、食慾不振、乏力、四肢酸痛或便秘。

耳穴療法

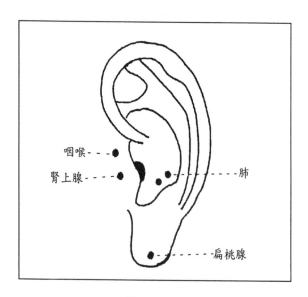

咽喉

腎上腺

肺

扁桃腺

圖 3-99

1. 貼壓療法

【取穴】扁桃腺、腎上腺、咽喉、肺（圖3-99）。

【方法】用六神丸貼壓上述穴位，每日按壓2～3次，以有脹痛為宜，兩耳交替，隔日治療一次。

【療效】據李燕文報導，用此法治療50例，治癒44例，顯效6例。

2. 耳針療法

【取穴】扁桃腺、咽喉、肺、耳尖（圖3-100）。

【方法】用毫針強刺激上述穴位，每日1次。

【療效】據《中醫雜誌》1982；(6)：5報導，用此法治療本病，有效率為100%。

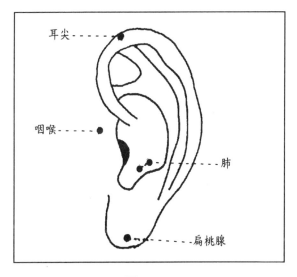

圖3-100

七、耳鳴

本病系聽覺異常的症狀，是患者自覺耳聞出現異常聲響，或如蟬鳴、或如水漲潮聲等。在臨床中多種疾病均可能出現此症。

診斷要點

主訴自覺耳內有各種不同的響聲，周圍環境安靜時加劇。

耳穴療法

1. 貼壓療法

【取穴】內耳、腎上腺、耳病點（圖3-101）。

【方法】用磁珠丸貼壓上述穴位，雙耳同時貼壓，每5日更換1次，5次為1療程。

【療效】據李樹琦報導，用此法治療23例，痊癒12例，好轉8例，顯效1例，2例無效。

2. 耳針療法

【取穴】腎上腺、耳病點、皮質下、內耳（圖3-102）。

【方法】用毫針強刺激上述穴位，每日1次。

【療效】據常敬安報導，用此法治療本病，總有效率為91%。

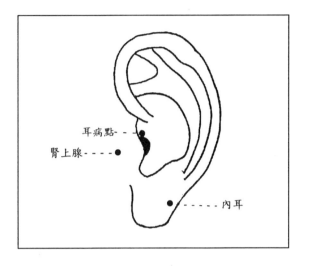

耳病點----

腎上腺----

----內耳

圖 3-101

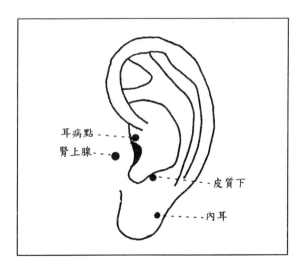

耳病點----

腎上腺----

----皮質下

----內耳

圖 3-102

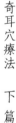

附：主要參考文獻

1. 《實習醫師手冊》　金問濤　上海科學技術出版社　1985 年 5 月第 1 版。

2. 《新編內科診療手冊》　張學庸等　金盾出版社　1987 年 3 月第 1 版。

3. 《袖珍內科手冊》　齊曉勇等　河北科學技術出版社　1996 年 3 月第 1 版。

4. 《針灸治療手冊》　上海市針灸研究所編、上海市出版革命組　1970 年 9 月第 1 版。

5. 《實用針灸選穴手冊》　桃兆民等　金盾出版社　1990 年 11 月第 1 版。

6. 《針灸與新醫療法》江蘇省中等衛生學校教材編寫組　1973 年 8 月版。

7. 《耳穴貼壓療法》　劉森亭等　陝西科學技術出版社　1991 年 1 月第 1 版。

8. 《中國耳針療法》　徐以經　山東科學技術出版社　1991 年 11 月第 1 版。

9. 《人體解剖圖譜》　高士濂等　上海科學技術出版社　1989 年 5 月第 2 版。

常見病藥膳調養叢書

傳統民俗療法

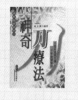 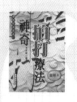 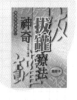 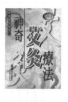

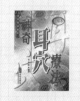   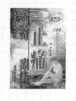

品冠文化出版社

快樂健美站

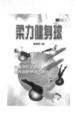 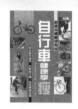 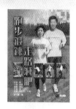 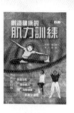 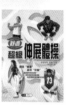 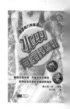

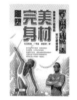 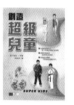 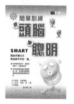 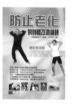 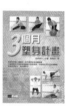

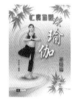 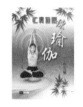 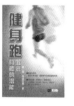 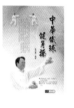 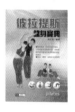 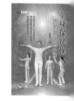

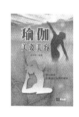 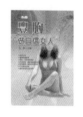 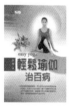 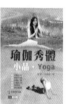 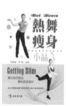 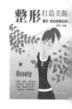

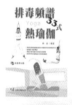 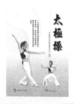

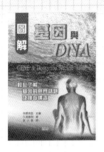
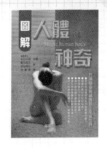
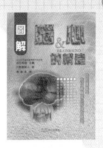
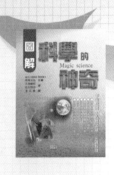

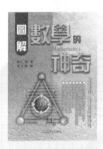
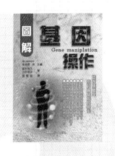
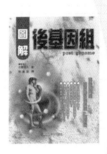
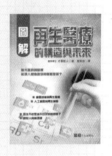

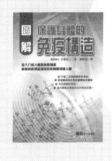
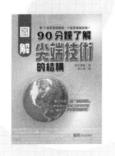
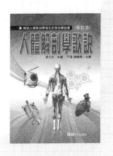
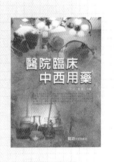

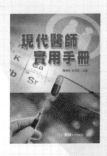
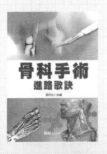
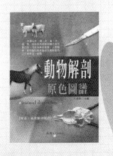

品冠文化出版社

圍棋輕鬆學

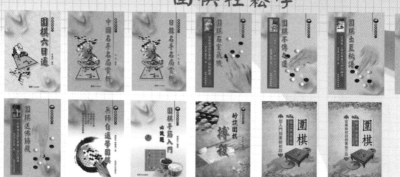

象棋輕鬆學

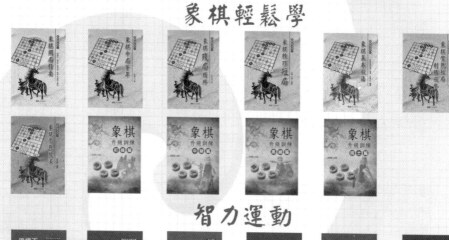

智力運動

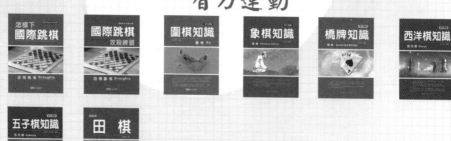

棋藝學堂

歡迎至本公司購買書籍

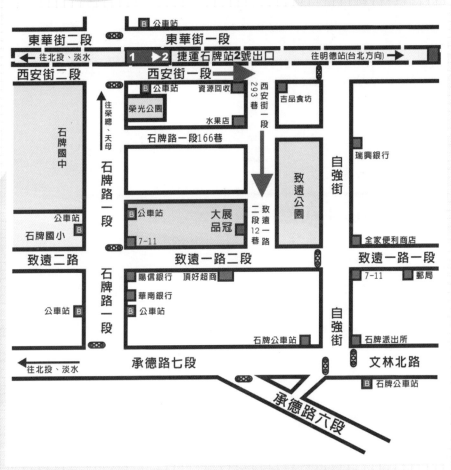

建議路線

1. 搭乘捷運・公車

　　淡水線石牌站下車,由石牌捷運站2號出口出站(出站後靠右邊),沿著捷運高架往台北方向走(往明德站方向),其街名為西安街,約走100公尺(勿超過紅綠燈),由西安街一段293巷進來(巷口有一公車站牌,站名為自強街口),本公司位於致遠公園對面。搭公車者請於石牌站(石牌派出所)下車,走進自強街,遇致遠路口左轉,右手邊第一條巷子即為本社位置。

2. 自行開車或騎車

　　由承德路接石牌路,看到陽信銀行右轉,此條即為致遠一路二段,在遇到自強街(紅綠燈)前的巷子(致遠公園)左轉,即可看到本公司招牌。

國家圖書館出版品預行編目資料

神奇耳穴療法／安在峰 編著
－初版－臺北市，品冠文化，2001（民90）
面；21公分－（傳統民俗療法；7）
ISBN 978-957-468-073-3（平裝）

1. 針灸　2. 經穴

413.91　　　　　　　　　　　　　　90006004

神奇耳穴療法

編　　著／安 在 峰
發 行 人／蔡 孟 甫
出 版 者／品冠文化出版社
社　　址／台北市北投區（石牌）致遠一路2段12巷1號
電　　話／(02) 28236031・28236033・28233123
傳　　真／(02) 28272069
郵政劃撥／19346241
網　　址／www.dah-jaan.com.tw
E-mail／service@dah-jaan.com.tw
登 記 證／北市建一字第227242
承 印 者／傳興印刷有限公司
裝　　訂／眾友企業公司
排 版 者／弘益電腦排版有限公司
授　　權／北京人民體育出版社
初版1刷／2001年（民90）6月
初版3刷／2007年（民95）9月　　　　　定　價／240元

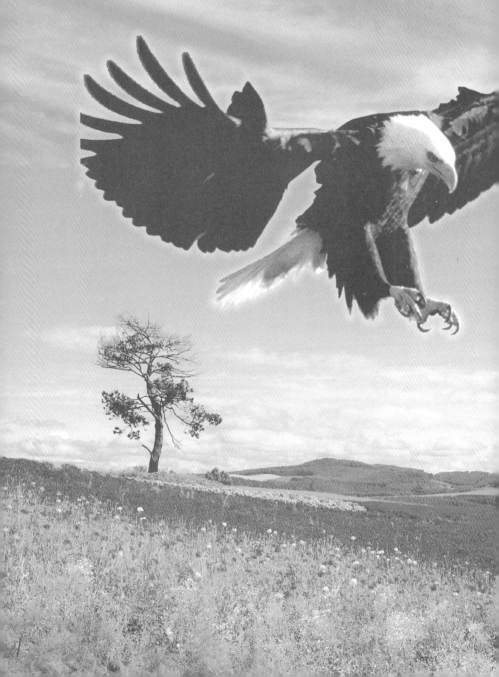

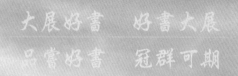

大展好書　好書大展
品嘗好書　冠群可期

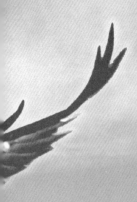

大展好書　好書大展
品嘗好書　冠群可期